SCORPIO

AF629596

NORA SCHEFFEL

Mamma MACHT ÄRGER

Dein Handbuch bei Brustkrebs

SCORPIO

Dieses Buch enthält Links zu externen Webseiten Dritter, auf deren Inhalte der Scorpio Verlag keinen Einfluss hat. Deshalb können wir für diese fremden Inhalte auch keine Haftung übernehmen. Für die Inhalte der verlinkten Seiten ist stets der jeweilige Anbieter oder Betreiber der Seiten verantwortlich. Die verlinkten Seiten wurden zum Zeitpunkt der Verlinkung auf mögliche Rechtsverstöße überprüft, rechtswidrige Inhalte waren nicht erkennbar. Bei Bekanntwerden von Rechtsverletzungen werden wir derartige Links umgehend entfernen.

Wichtiger Hinweis:

Die Informationen und Ratschläge in diesem Buch wurden mit größter Sorgfalt von Autorin und Verlag erarbeitet und geprüft. Alle Leserinnen und Leser sind jedoch aufgefordert, selbst zu entscheiden, ob und inwieweit sie die Anregungen in diesem Buch umsetzen wollen. Eine Haftung der Autorin bzw. des Verlags für Personen-, Sach- oder Vermögensschäden ist ausgeschlossen.

MIX
Papier aus verantwortungsvollen Quellen
FSC® C014889

© 2022 Scorpio Verlag in Europa Verlage GmbH, München
Umschlaggestaltung und Motiv: FAVORITBUERO, München, unter Verwendung eines Motivs von ©Shutterstock
Lektorat: Silke Foos, München
Illustrationen: Elke Heddäus, Frankfurt
Layout & Satz: Margarita Maiseyeva, Donaueschingen
Druck & Bindung: Pustet, Regensburg
ISBN 978-3-95803-435-8
Alle Rechte vorbehalten.
www.scorpio-verlag.de

Gewidmet allen Heldinnen und Helden,
die diesen Weg gehen müssen

INHALT

VORWORT

Wumms, der Fausthieb hat gesessen, einen Tag vor meinem 46. Geburtstag. Mitten ins Gesicht, da, wo es richtig wehtut. Brustkrebs, ich? Warum? Was habe ich »falsch gemacht«? Mir zog es den Boden unter den Füßen weg. In Gedanken fing ich direkt an, mein Testament zu entwerfen.

Brustkrebs, lateinisch: Mammakarzinom. Mamma für »die Brust«, Karzinom für »Krebs«. Und Mamma macht Ärger, gewaltigen Ärger.

Den Knoten hatte ich ganz zufällig ertastet; zweimal im Jahr bin ich regelmäßig zur Vorsorge gegangen. Im Juni war nichts zu sehen, im Oktober war sie da, diese harte kleine Kugel in der linken Brust. Mein Gefühl sagte mir von Anfang an: Das ist nichts Harmloses. Umgehend stand ich beim Frauenarzt auf der Matte, und dann ging die Kaskade los. MRT, CT, Mammografie, Biopsie. Und ein paar Tage später war sie da, die Diagnose. Du gehst in den Raum, in dem dir der Arzt diese Botschaft verkündet, und wenn du den Raum wieder verlässt, ist nichts mehr wie vorher.

Mit der Diagnose wirst du binnen Sekunden in eine Welt katapultiert, die du nur vom Hörensagen kennst. Bilder von Glatzen, die über der Kloschüssel hängen, schießen dir durch den Kopf. Wie soll ich das bloß meiner Familie, meinen Freunden beibringen? Du kommst dir vor wie im falschen Film, Schockstarre. Tausende Fragen schießen durch den Kopf: Was kommt alles auf mich zu? Was bedeutet das alles für mein weiteres Leben, wie lange habe ich noch? Oder stellt sich diese Frage gar nicht … noch nicht? Und mein Job? Ich weiß also genau, wie es dir gerade geht. Dir in dieser Situation Erste

Hilfe zu leisten, eine Menge Fragen zu beantworten, Orientierung und sinnvolle Tipps zu geben, und das Ganze verständlich aufbereitet – darum geht es in diesem Buch. Was ist jetzt wichtig, und was kann ist selbst tun? Damit du der aktuellen Lage nicht hilflos ausgeliefert bist, sondern aktiv an deiner Genesung mitarbeiten kannst und bestmöglich durch die Therapie kommst, von Anfang an. Ich möchte dir praktisches Wissen mitgeben, nach dem Motto: informieren – verstehen – handeln. Denn gegen Angst ist Wissen die beste Medizin.

Und: Es lohnt sich zu »kämpfen«: Die Behandlung von Brustkrebs hat sich in den letzten Jahren verbessert – sie ist inzwischen vor allem deutlich individueller auf dich abgestimmt. Brustkrebs ist in sehr vielen Fällen heilbar und die Chance damit groß, dass du nie wieder damit zu tun haben wirst.

Jeder geht anders mit solch einer Schocksituation um – meine Strategie war und ist: Wissen ist Macht. Nur so kann ich mitentscheiden und mein eigener Herr (bzw. Herrin) in einer Situation bleiben, die eigentlich viele Möglichkeiten bietet, um gnadenlos darin unterzugehen. Darum habe ich mich kurz nach der Diagnose in die Recherche gestürzt, mit Ärzten gesprochen, Studien durchforstet, Bücher ausgewertet, Informationen wie ein Staubsauger inhaliert und Strategien gegen Nebenwirkungen erprobt. Gründlich recherchieren sowie komplexe Sachverhalte verständlich vermitteln, das ist ohnehin mein Job als Nachrichtenjournalistin. Die Idee zum Buch hatte ich, als ich mich fragte, was mit all diesem gesammelten Wissen geschehen sollte, wenn die Therapie vorbei ist. Der Gedanke an all die Leidensgenossinnen, die diese Diagnose ebenfalls erhalten und das Gefühl haben, sich im Dschungel aus Fachbegriffen, Bürokratie und Angst zu verlieren, hat mich trotz der anstrengenden Therapie motiviert, dieses Buch zu schreiben: eine Art Erste-Hilfe-Koffer in verständlicher Sprache, mit wohl dosierten Prisen an Humor, um dem Thema ein wenig den Schrecken zu nehmen.

Alle im Buch genannten Therapien sind keine Heilsversprechen (die können Ärzte letztendlich auch nicht abgeben), sondern Angebote, die du nutzen kannst oder eben nicht: Jede muss ihren eigenen

Weg finden und gehen. Ebenso möchte ich keine Werbung machen, dennoch sind im Text manchmal Markennamen genannt – dies soll nur der Orientierung dienen.

Dieses Buch richtet sich vor allem an weibliche Betroffene, daher spreche ich von »Frauen« oder »Patientinnen«, da die Diagnose bei Männern sehr selten ist. Ich freue mich aber, wenn ich betroffenen Männern mit diesem Buch ebenso helfen kann. Auch Menschen, die sich in binären Kategorien nicht zu Hause fühlen, mögen sich bitte explizit gemeint fühlen. Und natürlich entspricht es keineswegs der Realität, dass alle Fachpersonen im Gesundheitswesen männlich sind. Der Lesbarkeit halber schreibe ich dennoch von Ärzten, Psychoonkologen, Gynäkologen und meine damit sämtliche Menschen der entsprechenden Qualifikation. Dies ist wie immer ein Kompromiss, der hoffentlich wenig stört.

Und, ganz im Sinne des »Erste-Hilfe-Koffers«, richte ich mich vor allem an Frauen mit frühem Brustkrebs – die fortgeschrittene oder metastasierte Situation ist sehr speziell und komplex und würde ein eigenes Buch erfordern.

Was nun vor dir liegt, wird keine einfache Zeit – aber du wirst am Ende zurückblicken und erstaunt feststellen, was du alles schaffen kannst. Ich wünsche dir von Herzen alles Gute!

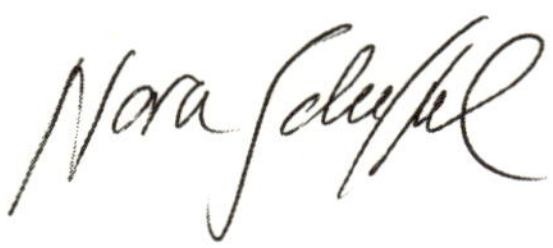

1 DIE DIAGNOSE: WARUM AUSGERECHNET ICH?

Brustkrebs. Das kann doch nicht wahr sein. Hat man bisher nur von anderen gehört. Okay, man kennt schon so manche Betroffene, aber das war doch alles weit weg …

Da sagt dir jemand, dass du krank bist – du fühlst dich aber gar nicht krank. Warst gerade noch mitten im Leben. Eventuell stellst du dir die Frage: »Was habe ich falsch gemacht?«

Erst einmal zu deiner Beruhigung: An Brustkrebs oder einem Mammakarzinom, wie es so schön im Ärztelatein heißt, ist man nicht »schuld«. Es gibt verschiedene Risikofaktoren, die diese Erkrankung begünstigen können, wie bestimmte Gene, ein dichtes Brustgewebe, eine in jungen Jahren früh einsetzende Periode oder Umweltfaktoren. So gesehen ist es schlichtweg Pech, die Niete in der Lotterie der Natur. Und absolut ein Grund, traurig und wütend zu sein.

Da du dieses Buch liest, hast du deine Diagnose höchstwahrscheinlich bereits, festgestellt durch verschiedene Untersuchungen wie Mammografie, MRT (Magnetresonanztomografie) oder Ultraschall und abgesichert durch eine Biopsie, eine Gewebeentnahme mit einer Hohlnadel. Als Souvenir können blaue Flecken oder Schmerzen zurückbleiben, das ist nicht ungewöhnlich und vorübergehend. Der Biopsie-Befund zeigt, wie bissig der Kerl ist und welche Therapie nötig sein wird.

Das Gespräch, in dem dir diese Hiobsbotschaft verkündet wurde, hast du demnach also hinter dir – und vor dir eine Menge weitere Termine. Es erfolgen weitere Untersuchungen: Der Arzt im Brustzentrum schaut sich den Tumor wahrscheinlich noch einmal per

Ultraschall an; bei fortgeschrittener Erkrankung oder aggressiveren Tumoren wird zudem per CT (Computertomografie) und Knochenszintigramm nach möglichen Metastasen gesucht. All diese Untersuchungen sind nicht schmerzhaft.

Im Idealfall wird das sogenannte Tumorboard eines Brustzentrums (mehr dazu im Kapitel 2 »Therapie«) entscheiden, welches die beste Therapie für deinen Befund ist – im Anschluss wird ein Arzt mit dir diese Entscheidung ausführlich besprechen. Zu diesem Gespräch solltest du dir jemanden mitnehmen, denn gerade in der Anfangszeit ist man nur begrenzt aufnahmefähig, und vier Ohren hören mehr als zwei.

Wichtig ist: Die Diagnose ist kein Notfall. Es kommt nicht auf einzelne Tage an, lass dir Zeit, die neuen Informationen zu verarbeiten. Außerdem kann es sinnvoll sein, dir in einer anderen Klinik, bei einem anderen Facharzt eine Zweitmeinung zu deinem Fall anzuhören. Dazu hast du ein Anrecht. Und diese Zeit hast du. Oftmals ist auch ein Telefontermin möglich, wenn diese Klinik oder Praxis von deinem Wohnort zu weit entfernt ist. Das spart Stress und Nerven.

Der Befund: Ein Fremdwörtergewitter

Erst mal ein wenig mehr zu unseren zwei Mädels: Die weibliche Brust ist sehr empfindlich und wird durch die Geschlechtshormone beeinflusst und verändert, abhängig vom Zyklus – deutlich spürbar zum Beispiel vor der Menstruation, wenn durch Wassereinlagerungen der BH plötzlich kneift.

Die Brust ist aus Drüsen-, Fett- und Bindegewebe aufgebaut, außerdem natürlich aus Blutgefäßen, Lymphgefäßen und Nerven. Das Drüsengewebe besteht aus Milchgängen und Drüsenläppchen. Die Lymphbahn verläuft aus der Brust über die Lymphknoten Richtung Achsel. Diese Knoten sind normalerweise klein und schmerzlos, bei Entzündungen oder Brustkrebs können sie anschwellen und schmerzen. Durch den hormonellen Einfluss können sich aber auch gutartige Veränderungen bilden, wie Zysten, Lipome oder Fibroadenome.

Wie entsteht Brustkrebs eigentlich? Man könnte vereinfacht sagen: Es ist nichts anderes als Zellwachstum, das aus der Reihe tanzt. Bei der regulären Zellteilung entstehen immer wieder Fehler, die der Körper normalerweise repariert. Wenn diese Reparatur fehlschlägt, entstehen daraus Krebszellen.

Verschiedene Formen von Krebswachstum

Brustkrebs entwickelt sich in drei Vierteln aller Fälle aus den Milchgängen der Brust – das invasiv duktale Mammakarzinom, nach einer neueren Klassifikation auch »NST« genannt, »nicht spezifischer Typ«. Meist bildet es Knoten, die bei den Vorsorgeuntersuchungen gut zu sehen sind. Das invasiv lobuläre Karzinom hat seinen Ursprung in den Zellen der Brustdrüse und betrifft etwa zehn bis 15 Prozent aller Erkrankungen. Es ist schwer tastbar und bei Untersuchungen nicht immer gut zu erkennen. Die restlichen Formen sind selten: Das tubuläre, das muzinöse und das meduläre Karzinom gehen von der inneren Schicht des Milchgangsystems aus, alle drei Arten haben gute Prognosen. Ebenfalls recht selten ist der inflammatorische Brustkrebs – er betrifft nur etwa ein bis fünf Prozent aller Erkrankungen. Diese Form gilt aber als aggressiv; die Brust ist dann oft geschwollen und gerötet und daher von einer entzündeten Brust nicht einfach zu unterscheiden. Tumorzellen blockieren den Lymphabfluss, die Haut der Brust kann dadurch wie eine Orangenschale aussehen. Es gibt aber auch Fälle, die untypisch verlaufen – bei unklaren Hautflecken auf der Brusthaut sollte ebenfalls an inflammatorischen Brustkrebs gedacht werden.

Auch ein eher seltener Vertreter ist das Paget-Karzinom, bei dem die Brustwarze oder der Warzenhof betroffen sind. Es äußert sich durch schuppende Haut oder Juckreiz in dieser Region und kommt meist in Begleitung einer Brustkrebsvorstufe oder eines Brusttumors.

Ein Sonderfall ist das DCIS (Duktales Carcinoma in situ), eine Frühform in den Milchgängen, die noch nicht in das Gewebe eingewachsen ist. Zellen, die die Milchgänge auskleiden, sind bereits krankhaft verändert, bleiben aber vor Ort (in situ). Das DCIS wächst nicht immer regelmäßig und kann einzelne Abschnitte überspringen. Da sich daraus mit einer 30- bis 50-prozentigen Wahrscheinlichkeit invasiver Brustkrebs entwickeln kann, wird ein DCIS behandelt, auch wenn es »nur« eine Vorstufe ist – allerdings nicht mit einer Chemotherapie, sondern mit einer OP, Bestrahlung und eventuell auch einer Antihormontherapie. Bei großflächigem Befall kann eine Mastektomie notwendig werden. Ein DCIS ist oft mit Mikrokalk verbunden und kann dadurch in der Mammografie entdeckt werden; tastbar ist es nicht. Manche Brusttumore werden von einem zusätzlichen DCIS begleitet.

Mit einer Biopsie muss abgeklärt werden, ob sich die Vorstufe schon zu einem Karzinom entwickelt hat. Aber erst die pathologische Untersuchung nach der OP gibt endgültige Entwarnung, da mit einer Biopsie nur ein Teilbereich des veränderten Gewebes erwischt werden kann. Wie bei Brustkrebs wird auch beim DCIS das Grading bestimmt, also inwieweit die Zellen bereits entartet sind. Ein DCIS mit dem Grading G1 entwickelt sich nur in 30 Prozent aller Fälle zu Brustkrebs, beim G3 hingegen ist das Risiko sehr hoch. Der Wächterlymphknoten muss beim DCIS während der OP nicht entfernt werden.

Deutlich seltener ist das LCIS (Lobuläres Carcinoma in situ), das von den Drüsenläppchen ausgeht – es betrifft nur etwa fünf Prozent aller Vorstufen. Da es »harmloser« ist als das DCIS, wird es nur herausoperiert, ohne weitere Therapie.

Unterschieden wird der frühe Brustkrebs von lokal fortgeschrittenem und von metastasiertem Brustkrebs. Beim frühen Befund ist der Tumor noch klein und hat noch gar nicht oder nur wenig in die benachbarten Lymphknoten gestreut. Ist er fortgeschritten, hat er eine Größe von mindestens fünf Zentimetern erreicht, und es können einige Lymphknoten befallen sein. Beim metastasierten Brustkrebs hat die Krankheit bereits über die Lymphwege oder das Blut gestreut, und es befinden sich »Ableger« in anderen Organen.

Die Diagnose »Brustkrebs« ist erst einmal klar – aber in etwa so ungenau wie die Aussage »Ich fahre ein Auto«. Welche Marke, welche Farbe, wie viel PS … so individuell wie die Autowelt ist auch die

Erkrankung: was zum Beispiel die Wachstumsgeschwindigkeit betrifft, ist vom VW Käfer bis zum Ferrari alles dabei. Es gibt nicht »den einen« Brustkrebs – worin sich die Befunde genau unterscheiden und was das jeweils für die Therapie bedeutet, erfährst du auf den nächsten Seiten.

Häufigkeiten und Erkrankungsrisiken

Um die Krankheit besser einordnen zu können, erst einmal ein paar nackte und nüchterne Zahlen und Fakten:

Brustkrebs ist keine seltene Erkrankung – etwa 70 000 Mal wird diese Diagnose jedes Jahr in Deutschland gestellt, Tendenz steigend. Jede achte Frau wird es irgendwann in ihrem Leben erwischen. Männer bleiben von dieser Krankheit nicht verschont, wenn sie auch nur in einem Prozent aller Fälle betroffen sind. Es ist zudem die häufigste Krebserkrankung unter Frauen: Rund 30 Prozent aller Krebsdiagnosen betreffen die Brust. Jede achte Frau wird irgendwann in ihrem Leben die Diagnose erhalten. Das Risiko steigt mit zunehmendem Alter, das Durchschnittsalter bei der Erstdiagnose liegt bei 64 Jahren. Immer häufiger sind seit einigen Jahren aber auch Frauen unter 45 betroffen – die genauen Gründe kennt man noch nicht.

Obwohl die Gesamtzahl der Fälle seit vielen Jahren steigt, sterben immer weniger Betroffene daran, dank verbesserter Früherkennung und Therapien.

Etwa die Hälfte aller Tumore wächst übrigens im oberen äußeren Bereich der Brust – die linke Brust ist dabei etwas häufiger betroffen. Warum das so ist, weiß man bisher nicht.

An Ort und Stelle kehrt der Tumor bei etwa fünf bis zehn Prozent aller Betroffenen innerhalb von zehn Jahren zurück. Man spricht dann von einem Rezidiv. Während bei triple negativen Befunden (wenn sowohl Östrogen- als auch Progesteron- wie HER2-Rezeptoren fehlen) die Gefahr eines Rezidivs in den ersten zwei bis drei Jahren besonders hoch ist und dann abfällt, ist sie bei hormonabhängigem Brustkrebs nicht ganz so hoch, aber dafür kann ein Rezidiv noch 15 bis 20 Jahre später auftreten.

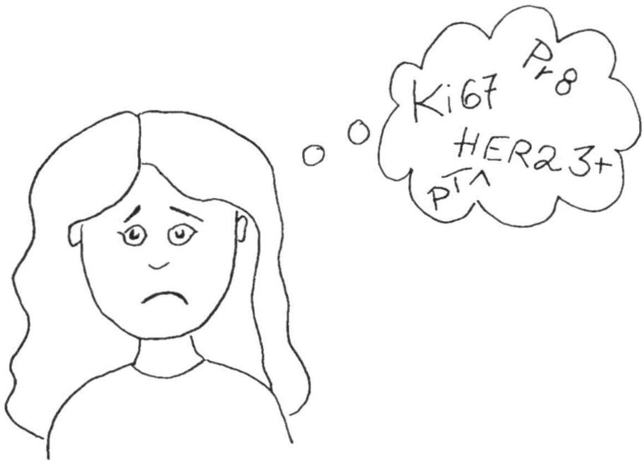

Übersetzungshilfe für Befunde

Das Gewebe, das bei der Biopsie aus der Brust entnommen wurde, untersucht ein Pathologe auf dessen Eigenschaften – diese Typisierung ist ausschlaggebend für die Therapie. Ein Befundbrief mit einer Menge Ärztelatein ist das Ergebnis der pathologischen Untersuchung. Nun bringen wir aber Licht ins Dunkel:

- **Hormonrezeptoren:** Dein Tumor ist entweder Hormonrezeptor-positiv oder -negativ, verpackt in den Code »HR+« oder »HR-«. Wenn der Tumor Hormonrezeptor-positiv ist, verfügt er über Andockstellen für die Geschlechtshormone Östrogen oder Progesteron oder sogar für beide Hormone – er bekommt seine Nahrung zum Wachsen und Gedeihen also bis an die Tür geliefert. Die Abkürzung ER steht für den Östrogenrezeptor (englisch für *estrogene receptor*) und PR für den Progesteronrezeptor. Diese Angabe wird kombiniert mit einer Zahl zwischen 0 und 12, dem »Immune Reactive Score«, kurz IRS. Je höher diese Zahl, umso mehr Hormonrezeptoren sind vorhanden. Demnach könnte ein positiver Befund so lauten: HR+: ER8, PR12. Bei einem negativen Befund demnach: HR-: ER0, PR0. Es ist jedoch auch möglich, ER-positiv und PR-negativ zu sein, ebenso umgekehrt. Je mehr Hormonrezeptoren vorhanden sind, umso vehementer kann man dem Tumor mit einer Antihormontherapie zu Leibe rücken: Medikamente blockieren die Hormonrezeptoren oder zerstören sie zusätzlich, oder die Hormonproduktion wird unterdrückt – siehe auch im Therapie-Kapitel unter »Antihormontherapie«.

- **Grading:** Tumorzellen entstehen aus normalen Körperzellen – je weniger sie diesen noch ähnlich sind, umso höher fällt das sogenannte Grading aus. Ist der Tumor als G1 (Grading 1) eingestuft, ähneln seine Zellen den gesunden Zellen noch sehr, und er gilt als wenig aggressiv. Bei der Stufe G2 wird es schon unähnlicher, und die Zellen eines G3-Tumors haben mit den gesunden nicht mehr viel gemein. Er wächst meist schnell und aggressiv.
- **KI-67:** Dieses Protein gibt Hinweise darauf, wie schnell der Tumor wächst. Es kommt in Zellen nur vor, wenn sie sich gerade im Stadium der Teilung befinden. Steht in deinem Befund beispielsweise »KI-67 40 %«, so bedeutet dies, dass bei der pathologischen Untersuchung 40 Prozent aller Krebszellen gerade dabei waren, sich zu teilen. Ein Wert bis zehn gilt als niedrig, zehn bis 30 Prozent werden als mittleres Wachstum eingeordnet, und Werte über 30 als schnell wachsend.
- **HER2-Status:** Der HER2-Rezeptor kommt sowohl auf gesunden als auch auf Tumorzellen vor und übermittelt Signale in die Zelle, die sie zum Wachstum anregen. Sind sehr viele dieser Rezeptoren vorhanden, spricht man von einem HER2-positiven Tumor. Inzwischen gibt es Medikamente, die gegen diese Wachstumssignale gerichtet sind. Der HER2-Status wird mittels eines »Score« angegeben. Scores von 0 oder 1+ gelten als negativ, dann sind nur wenige Rezeptoren vorhanden. Score 3+ gilt als positiv, das heißt also, der Tumor bekommt eine hohe Rate an Wachstumssignalen. Ergibt die pathologische Untersuchung einen Score 2+, sind mehr Rezeptoren als üblich gefunden worden – es muss aber noch ein weiterer Test vorgenommen werden, der ein genaueres Ergebnis bringt. Auch dann kann das Ergebnis noch »negativ« lauten, es dauert allerdings ein paar Tage, bis es vorliegt.
- **Das Protein E-Cadherin** wird in manchen Befunden ebenfalls ausgewiesen. Es dient dazu, duktalen (aus Milchgängen) von lobulärem (aus Drüsengewebe entstandenem) Brustkrebs zu unterscheiden.

Dein individueller Befund ist also ein Mix aus allen diesen Faktoren – exemplarisch könnte er lauten: HR+ ER6 PR0, HER2 1+, KI-67 20 %, G2.

Aufgrund dieser Biomarker wird der Tumor dann eingeteilt in folgende Typen, um die Therapie-Empfehlungen zu erleichtern:

- Luminal A-like (hormonabhängig, niedriges KI-67, HER2-negativ)
- Luminal B-like (hormonabhängig, hohes KI-67, HER2-negativ oder -positiv)
- HER2 positiv (keine Hormonrezeptoren, aber viele HER2-Rezeptoren)
- Triple negativ (weder hormonabhängig noch HER2-positiv)

Lautet dein Befund »triple negativ«, wird es mit der Therapie ein wenig kniffelig, da der Tumor nur Angriffsfläche für eine Chemotherapie bietet. Andere Fachbegriffe, die im Befund auftauchen können, sind: Mitosen (Zellen in Teilung), Tubulusbildung (Ausbildung röhrenartiger Tumordrüsen), Proliferation (Wachstum und Vermehrung von Zellen), Kernpolymorphie (Vielfalt der Gestalt der Zellkerne als Zeichen für bösartiges Wachstum) oder Epithelien (Zellen der Brustdrüse).

Nach der Operation gibt es einen erneuten Befundbrief, wieder gespickt mit Codes. Erst im Pathologie-Labor kann die tatsächliche Größe des Tumors festgestellt werden, in Ultraschall oder MRT ist sie nur abschätzbar. Das Gewebe wird zudem erneut auf seine Eigenschaften untersucht.

Die TNM-Klassifikation

Nach der OP wird der gesamte Tumor im Labor untersucht, dann gibt es weitere Codes – sie gehören zur sogenannten TNM-Klassifikation, die Auskunft gibt über den Fortschritt und die Größe des Tumors. T steht hierbei für die Tumorgröße, N für Lymphknoten (von englisch node) und M für Metastasen. Ist dem »TNM« ein »p« vorangestellt, steht dies für »pathologisch gesichert«. Hat die Chemo schon vor der OP stattgefunden, wird zudem ein »y« hinzugefügt.

Die Tumorgröße wird unterteilt in folgende Stufen:

- **Tx:** Tumor kann nicht beurteilt werden.
- **T0:** Tumor ist verschwunden, zum Beispiel nach einer Chemotherapie vor der OP, also einer neodjuvanten Therapie.
- **Tis:** Der Tumor ist nicht invasiv, also noch nicht in das Brustgewebe eingewachsen – ein »Carcinoma in situ«.
- **T1mic:** Er ist eingewachsen, aber bis maximal 0,1 cm.
- **T1:** Größe bis 2 cm; diese Stufe kann weiter unterteilt werden in drei Größenstufen von T1a bis T1c.
- **T2:** 2 bis 5 cm.
- **T3:** größer als 5 cm.
- **T4:** Der Tumor hat bereits auf Brustmuskel oder Haut übergegriffen.

Bei den Lymphknoten geht es um die Knoten im Bereich der Achsel, selten auch um die hinter dem Brustbein – in wenigen Fällen fließt die Lymphe in diese Richtung ab. Auch hier wird codiert:

- **Nx:** Die Lymphknoten sind nicht beurteilbar.
- **N0:** Die Lymphknoten sind nicht befallen.
- **N1:** 1–3 Knoten sind befallen.
- **N2:** 4–9 befallene Knoten.
- **N3:** Mehr als 10 befallene Lymphknoten.

Zusätzlich wird die Anzahl der befallenen Lymphknoten angefügt – N2(3/13) bedeutet zum Beispiel, dass in 3 von 13 entnommenen Lymphknoten Krebszellen gefunden wurden. Es werden jedoch keinesfalls bei jeder Patientin so viele Lymphknoten entnommen; meist wird erst der Wächterlymphknoten untersucht – mehr dazu im Kapitel »Operation«.

Eventuelle Metastasen in anderen Organen beschreibt man mit der Codierung »M«:

- **Mx:** Suche noch nicht abgeschlossen.
- **M0:** keine Metastasen nachweisbar.
- **M1:** Metastasen gefunden.

Ein paar weitere Merkmale kommen durch die OP noch hinzu: der Befall der Lymphknoten (L0: Lymphknoten frei, L1: Tumorzellen in den Lymphknoten gefunden), der Einbruch von Tumorzellen in Blutgefäße (V0: kein Einbruch, V1: Venen in der Tumorumgebung sind befallen, V2: Befall ist mit bloßem Auge sichtbar) und der sogenannte Resektionsrand. Konnte der Tumor vollständig entfernt werden, wird im Befund ein »R0« stehen; sind noch Tumorzellen am Rand zu finden, heißt es »R1«.

Anhand all dieser Kriterien erfolgt das »Staging«, die Einteilung in den Schweregrad des Brustkrebses, der von Stadium 0 (Krebsvorstufe, also Carcinoma in situ) über verschiedene Stufen bis Stadium 4 (bereits Metastasen vorhanden) reichen kann.

Prognosen und Heilungschancen

Aus der Einteilung des Staging und den klinischen Faktoren, also dem Grading, den Hormonrezeptoren, dem Lymphknotenbefall usw., ergibt sich die Prognose für die Erkrankung. Auch Genexpressionstests fließen in die Prognose ein – mehr dazu im Kapitel »Chemotherapie«. Man kann es nicht schönreden: Es ist Krebs, und Krebs ist eine oft lebensbedrohliche Erkrankung. Aber: Bei keiner anderen Krebserkrankung sind die Heilungschancen inzwischen so gut. In nackten Zahlen: Fünf Jahre nach Diagnose leben noch 87 von 100 Patientinnen, nach zehn Jahren sind es 82 Prozent – im Vergleich zu anderen Krebserkrankungen eine gute Perspektive. Wurde der Tumor früh entdeckt, liegt die Heilungswahrscheinlichkeit inzwischen bei über 90 Prozent. Mit dem Begriff der »Heilung« ist es allerdings so eine Sache, da auch 20 Jahre später noch Rückfälle oder Metastasen auftreten können.

Mit »Predict Breast« existiert ein für jeden zugänglicher, wissenschaftlich basierter Prognose-Rechner im Internet, allerdings englischsprachig. Daten von mehreren Tausend Frauen wurden hierfür ausgewertet, die Universität von Cambridge war an der Entwicklung beteiligt. Nach Eingabe diverser Faktoren laut Befund, wie HER2-Status oder befallenen Lymphknoten, wirft der Rechner die Prognosen für fünf, zehn und 15 Jahre aus. Die Daten spiegeln nur eine

Statistik wider und nicht das eigene tatsächliche Risiko – man bekommt aber eine Vorstellung davon, wie die Prognose mit und ohne Chemotherapie oder Antihormontherapie aussehen kann. Zu finden ist das Tool unter www.predict.nhs.uk.

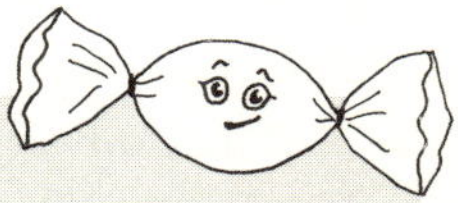

Wissens-Bonbons

- Lasse dir alle Befunde und Briefe in Kopie aushändigen und lege am besten einen Ordner an – es wird eine Menge Papier zusammenkommen. Versicherungen werden Fragen haben, Ämter, auch andere Ärzte, daher ist es wichtig, alle Unterlagen sortiert und parat zu haben.
- Die Initiative »Brustkrebs Deutschland« spendiert kostenlose Wohlfühlpäckchen, mit Infos zur Erkrankung und Kleinigkeiten für das Wohlbefinden – zu bestellen unter brustkrebsdeutschland.de/wfp. Außerdem bietet sie eine kostenlose Arztsprechstunde, jeden Montag von 17.30 bis 19.00 h unter Tel. 0800-0117112; führende Onkologen aus ganz Deutschland betreuen die Hotline.
- Trotz der Diagnose am Rauchen festzuhalten ist kein guter Plan: Studien haben gezeigt, dass der Glimmstängel die Prognose verschlechtert und den Krebs sogar aggressiver machen kann.[i]

»Ihr Tumor ist ein G3, also aggressiv wachsend« – dieser Satz im Arztgespräch war wie eine fette Ohrfeige und hat mir erst einmal das Gefühl der Aussichtslosigkeit beschert. Das klang für mich, als würde ich binnen Tagen von Krebszellen überwuchert … Erst im Zweitmeinungsgespräch konnte ich mich etwas beruhigen, denn dieser Arzt sagte zu mir »In Schulnoten gemessen, ist das eine 3 minus.« Gedanklich war ich zuvor bei einer 6 mit Stern. Hier hatte ich es aber nun trotzdem in Sachen Bissigkeit eher mit einem Dobermann als mit einem Dackel zu tun.

Prognosen sind reine Zahlenmonster – was sie nicht mit einbeziehen, ist die Lebensweise oder die innere Haltung. Die Prognose aus meinem Endopredict-Test, dass der Krebs binnen zehn Jahren mit einer Wahrscheinlichkeit von 40 Prozent in Metastasenform wiederkehrt (mit Chemo dann 20 Prozent, sofern sie denn angeschlagen hat), hat mich zuerst paralysiert – wie ein Kaninchen vor der Schlange. Aber wer bitte bestimmt, dass ich nicht zu den 60 bis 80 Prozent gehöre, die den Mistkerl für immer los sind? Man könnte erwidern: das Schicksal. Das mag sein, aber je mehr ich mich damit beschäftige, umso überzeugter bin ich davon, dass der Geist und die Lebensweise einen großen Einfluss haben.

Familiärer Brustkrebs: Na danke, Mama!

Wenn deine Oma, Mutter, Schwester oder Tante ebenfalls zuvor an Brustkrebs erkrankt waren, kommt die Frage ins Spiel, ob deine Erkrankung eine erbliche Ursache haben könnte – etwa fünf bis zehn Prozent aller neuen Fälle von Brustkrebs gehören hierzu. Das heißt aber nicht, dass die Krankheit an sich vererbt wird, sondern Veränderungen im Erbgut, die krebsfördernd sind; und nicht jede Trägerin der Mutation erkrankt zwangsläufig.

Die bekanntesten Genmutationen, die das Risiko für Brustkrebs stark erhöhen, betreffen die Gene BRCA1 und BRCA2. Die Wahrscheinlichkeit, irgendwann im Leben an Brustkrebs zu erkranken, beträgt bei Vorliegen einer dieser Mutationen etwa 70 Prozent. Eigentlich sind die BRCA1 und BRCA2 Reparatur-Gene, die Krebs verhindern sollen – trägt aber eines von ihnen eine Mutation, sind sie in ihrem Job geschwächt. Lautet dein Befund »triple negativ«, also weder hormonabhängig noch HER2-positiv, und das Grading beträgt 2–3, ist die Gentestung auch ohne vorherige Krankheitsfälle in der Familie sinnvoll. Auch wenn die Erkrankung in jungen Jahren auftritt, kann das ein Hinweis auf eine Genmutation sein – im Durchschnitt erkranken Trägerinnen einer Genmutation mit Mitte 40 an Brustkrebs, und damit 20 Jahre früher als Frauen ohne diese Mutation. Viele Frauen mit Brustkrebs haben gar keine familiäre Krebsbelastung, daher wird der Ruf immer lauter, möglichst viele Frauen auf die Genmutationen zu testen und nicht nur die klassischen Kandidatinnen – also diejenigen mit Erkrankungen in der Familie.

Wenn eine genetische Veranlagung für Brustkrebs vorliegt, empfehlen Experten unter anderem eine intensivere Nachsorge nach der Ersterkrankung. Außerdem gibt es inzwischen Medikamente, die eine gezieltere Behandlung bei erblichem Brustkrebs möglich machen. Olaparib ist solch ein Wirkstoff aus der Gruppe der PARP-Hemmer, der aber erst 2022 für frühen Brustkrebs zugelassen werden soll.

In der von der Deutschen Krebshilfe geförderten LIBRE-Studie wird an der TU München derzeit untersucht, ob auch Lebensstil-Faktoren wie Ernährung und Bewegung Einfluss darauf haben, ob die Krankheit bei einer Genmutation ausbricht oder nicht.

Im Arztgespräch zu Beginn der Diagnosestellung wirst du danach gefragt, ob Brustkrebs in deiner Familie bereits aufgetaucht ist – diese Frage sollte unbedingt Teil der Diagnostik sein. Liegen die Bedingungen für einen Verdacht auf eine genetische Ursache vor, kannst du dich in einem spezialisierten Zentrum beraten lassen, oftmals sind solche Zentren an Brustzentren angeschlossen. Die Krankenkassen zahlen sowohl Beratung als auch die Testung des Bluts auf eventuell vorliegende Genmutationen – bei den privaten Kassen sollte vorab nachgefragt und ein Kostenvoranschlag eingereicht werden. Wenn du Schwestern oder Töchter hast, ist die Untersuchung letztendlich auch für sie wichtig.

Sollte sich der Verdacht bestätigen, wird oft empfohlen, die andere gesunde Brust ebenfalls abnehmen zu lassen, weil das Risiko, auch hier zu erkranken, weiter hoch bleibt. Die Kasse zahlt in diesem Fall. Bei einer Erkrankung nach Genmutation kommt man um die Amputation der erkrankten Brust ohnehin meist nicht herum.

Durch eine Mutation der Gene BRCA1 oder 2 ist auch das Risiko für Eierstockkrebs deutlich erhöht. Eine Entfernung der Eierstöcke ist dann eine wichtige Option – hat aber natürlich zur Folge, dass die Familienplanung damit abgeschlossen ist und die Wechseljahre eingeläutet werden.

Die wohl bekannteste Trägerin einer BRCA-Genmutation ist die Schauspielerin Angelina Jolie. Sie hatte sich vor einigen Jahren beide Brüste vorsorglich entfernen und wiederaufbauen lassen.

Die bundesweite Selbsthilfeorganisation BRCA-Netzwerk (brca-netzwerk.de) unterstützt Betroffene und Familienangehörige und bietet regionale Gesprächskreise. Auf Facebook existieren zudem Online-Selbsthilfegruppen, auffindbar unter dem Stichwort »BRCA«. Das Deutsche Konsortium Familiärer Brust- und Eierstockkrebs ist ein Verbund von universitären Zentren, der sich zum Ziel gesetzt hat, Patientinnen mit einer genetischen Belastung optimal zu betreuen: konsortium-familiaerer-brustkrebs.de. In Österreich hilft dir das Zentrum für familiären Brust- und Eierstockkrebs weiter unter www.brustgenberatung.at, in der Schweiz ist die Krebsliga zuständig: www.krebsliga.ch.

Die Arbeitsgemeinschaft Gynäkologische Onkologie AGO stuft inzwischen auch das PALB2-Gen als Hochrisiko-Gen ein. Mehrere weitere Genmutationen erhöhen auch das Risiko für eine Brustkrebserkrankung, aber werden nur als moderat riskant beurteilt. Zudem sind immer noch nicht alle Gene entdeckt, die Brustkrebs fördern können.

Familienplanung: Kein Grund, aufzugeben

Das hast du dir sicher anders vorgestellt – Nachwuchs ist schon fest eingeplant oder ein weiteres Kind ist in Arbeit. Und jetzt fragst du dich wahrscheinlich: Wird das überhaupt noch was?

Mal ganz abgesehen davon, was die Diagnose nun psychisch mit dir macht, geht es jetzt ganz konkret darum: Kann ich künftig noch Kinder bekommen? Etwa jede zehnte von Brustkrebs betroffene Frau ist unter 35, du bist mit dieser Frage also nicht allein. Wenn es gefühlt um das Überleben geht, rückt der Kinderwunsch aber auch oft erst einmal in den Hintergrund. Trotzdem ist es wichtig, sich über das Thema Gedanken zu machen, um sich für die Zeit nach überstandener Therapie alle Optionen offenzuhalten.

Eine Folge der Chemo kann nun einmal sein, dass die Eierstöcke in ihrer Funktion beeinträchtigt werden oder die Fruchtbarkeit komplett erlischt. Das heißt, die unreifen Eizellen können absterben, und frau hat im Leben nur eine begrenzte Zahl dieser Zellen. (Randnotiz: Die Bestrahlungstherapie der Brust schadet der Fruchtbarkeit übrigens nicht.)

Um dieses Risiko muss es im Aufklärungsgespräch zur Chemo unbedingt gehen. Besser noch: Sobald klar ist, dass das Tumorboard eine Chemo empfiehlt, solltest du aktiv werden.

Inzwischen gibt es unterschiedliche Optionen, die Fruchtbarkeit zu erhalten:

- GnRH-Analoga sind Medikamente, die die Eierstöcke vorübergehend »stilllegen« – dadurch werden sie gegenüber der Chemo unempfindlicher. Diese Substanzen werden als Depotspritze monatlich oder alle drei Monate verabreicht. Es gibt allerdings keine Garantie, dass die Eierstöcke die Chemo damit auf jeden Fall überstehen. In Zahlen: Rund 30 Prozent aller Chemo-Patientinnen erleiden einen dauerhaften Schaden der Eierstöcke – mit GnRH-Analoga reduziert sich die Zahl auf etwa die Hälfte dieses Werts. Die Kosten werden nicht von jeder Krankenkasse übernommen und belaufen sich insgesamt auf rund 1000 Euro bei einer Chemo über ein halbes Jahr.
- Kryo-Konservierung (»Einfrieren«) von Eizellen (oder Spermien bei männlichen Betroffenen). Eizellen können befruchtet oder unbefruchtet eingefroren werden. Voraussetzung ist, dass bis zum Beginn der Krebstherapie noch ein Zeitfenster von etwa zwei Wochen besteht. Reicht die Zeit nicht mehr, kann auch Eierstockgewebe entnommen und eingefroren werden. Seit dem 1. Juli 2021 bezahlen die gesetzlichen Krankenkassen das Einfrieren der Eizellen, aber nicht das des Eierstockgewebes. Da zur Entnahme von Eizellen eine hormonelle Stimulation erforderlich ist, muss bei hormonabhängigen Tumoren Vorsorge getroffen werden, damit der Tumor durch die Stimulation nicht weiterwächst. Hier kommen Medikamente zum Einsatz, die die Östrogenbildung hemmen. Die Kostenerstattung für diese Medikamente ist bei hormonabhängigen Tumoren immer noch schwierig; eine generelle Regelung gibt es bisher nicht.

Ist im Anschluss an Chemo und Bestrahlung eine Antihormontherapie nötig, weil der Tumor hormonabhängig ist, ist eine Schwangerschaft in dieser Zeit (meist fünf Jahre lang) nicht möglich bzw. sollte unbedingt vermieden werden. Nach dem Ende der Antihormontherapie können Frauen jedoch wieder schwanger werden, der Hormonspiegel regelt sich je nach Alter meist wieder von selbst. Je jünger die Patientin, umso größer ist auch nach einer Chemo die Chance, dass die Eierstöcke ihre Funktion wieder aufnehmen.

Heute weiß man zudem, dass eine Schwangerschaft das Risiko, erneut an Brustkrebs zu erkranken, nicht erhöht.

Während der laufenden Therapien, sei es Chemo oder Bestrahlung, sollte man keinesfalls schwanger werden. Ob eine hormonelle Verhütung nach der Therapie Sinn macht, solltest du unbedingt mit deinem Frauenarzt besprechen. Bei hormonabhängigem Brustkrebs kommt sie aber nicht infrage.

In allen Fragen zum Thema »Brustkrebs und Schwangerschaft« können dir dein Frauenarzt oder das Brustzentrum weiterhelfen. Beratung und Adressen in deiner Nähe erhältst du zudem beim Netzwerk Fertiprotekt (fertiprotekt.com).

Metastasen: Die Ausnahmesituation

Am Tumor in der Brust stirbt man nicht – das Problem sind die Filialen, die der Kerl irgendwo im Körper errichtet haben könnte. Damit unterscheidet sich dieses Stadium vom sogenannten Rezidiv, bei dem der Tumor nur in der Brust wiederkehrt.

Mit einer Metastasierung tritt das nicht mehr heilbare Stadium ein. Bei der Therapie spricht man dann nicht mehr von »kurativ«, sondern von einer palliativen Therapie. Die Krankheit wird damit möglichst lange stabil gehalten. Rein statistisch bekommt jede vierte Betroffene irgendwann in ihrem Leben Metastasen. Bei etwa drei von 100 Betroffenen hat der Krebs bereits bei der ersten Diagnose Metastasen gebildet. Diese können überall im Körper auftreten; am häufigsten werden sie in Knochen, Lunge und Leber entdeckt.

Die gute Nachricht: Auch für diesen Fall gibt es mittlerweile wirksame Therapien, die das Leben zum Teil deutlich verlängern können; in manchen Fällen verschwinden Metastasen dadurch sogar für lange Zeit. Dabei muss es gar nicht unbedingt eine Chemo sein, inzwischen gibt es auch wirksame antihormonelle Kombi-Behandlungen oder Immuntherapien. In den letzten Jahren haben die Forscher neue Marker entdeckt (unter anderem PIK3, PD-L1); sie werden gemessen, wenn Metastasen vorhanden sind, um die optimale Therapie zu finden.

Wann und warum metastasiert ein Tumor? Ganz genau weiß man das noch nicht. Da in und um die Brust herum Lymphbahnen verlaufen und der Tumor über Blutgefäße ernährt wird, können Zellen des Tumors über beide Wege abwandern. So können sie in andere Organe oder die Knochen gelangen und dort Metastasen bilden oder sich als Schläferzellen jahrelang vor dem Immunsystem verstecken. Je länger der Tumor in der Brust unentdeckt bleibt, umso höher die Wahrscheinlichkeit, dass sich Metastasen bilden.

Im Vergleich zur Ersterkrankung können sich bei Metastasen manchmal die Tumoreigenschaften ändern: War der Ersttumor beispielsweise hormonabhängig, folgen Metastasen ohne Hormonrezeptoren; das Gleiche gilt für die HER2-Rezeptoren.

Auch hier gilt: Prognosen entstehen auf der Basis von rein statistischen Durchschnittswerten und haben nichts damit zu tun, wie es bei dir tatsächlich aussieht. Ein optimistisch stimmendes Beispiel: Die Österreicherin Claudia erhielt mit 38 die Diagnose »unheilbar« – zwei Jahre gab man ihr, inzwischen sind es acht. Sie engagiert sich in den sozialen Medien unter »Claudia's Cancer Challenge«, informiert über die Krankheit und gibt ihre Erfahrungen weiter.

Brustkrebs beim Mann

Auch Männer kann Brustkrebs heimsuchen – allerdings erwischt es unter 100 Betroffenen nur einen Mann, die Erkrankung ist also sehr selten. Das ist insofern von Nachteil, weil sie als typische Frauenkrankheit gilt und daher beim Mann oft erst recht spät entdeckt wird.

Ein weiterer Grund ist auch, dass es kein Früherkennungsprogramm gibt wie für Frauen und dass viele Männer erste Anzeichen gern mal ignorieren. Aber tatsächlich verfügt die männliche Brust auch über Milchgänge, in denen sich Krebszellen entwickeln können. Die meisten Tumore beim Mann sind hormonabhängig; die Therapie orientiert sich weitestgehend an den Leitlinien für den Brustkrebs der Frau. Im Schnitt sind Erkrankte etwa 70 Jahre alt, der Krebs kann aber in jedem Alter auftreten. Als Ursachen gelten unter anderem ein hormonelles Ungleichgewicht und genetische Faktoren.

Das Netzwerk »Männer mit Brustkrebs« bietet Hilfe und Unterstützung unter brustkrebs-beim-mann.de.

2
DIE THERAPIE: VIELE OPTIONEN, MASSGESCHNEIDERT

Jemand sagt dir: Du bist krank. Du fühlst dich aber überhaupt nicht so. Erst durch die Therapie, die dich wieder gesund machen soll, fühlst du dich mies. Dieser Widerspruch ist nicht einfach auszuhalten. Aber das Ziel bei frühem Brustkrebs lautet: Heilung. Und je früher entdeckt, umso größer sind die Chancen, auch wenn der Weg dorthin steinig sein kann. Durch verbesserte Früherkennung und neue Therapien sind die Heilungschancen in den letzten Jahren gestiegen. Mit dem Herausschneiden des Tumors ist es allerdings nicht getan. Brustkrebs ist eine systemische Krankheit, betrifft also den ganzen Körper. Je nach Art des Tumors können schon früh Krebszellen abwandern und sich woanders niederlassen – leider gibt es dafür immer noch kein sicheres Testverfahren, mit dem man bestimmen kann, ob dies tatsächlich bereits passiert ist. Wenn in den Untersuchungen von Knochen und Organen nichts gefunden wird, heißt das noch lange nicht, dass es keine Krebszellen gibt, die unterwegs sind, um Filialen aufzubauen.

Die Behandlungsplanung

Je größer der Tumor wird, umso wahrscheinlicher wird es, dass auch schon Lymphknoten befallen oder entartete Zellen in der Blutbahn unterwegs sind. Trotzdem noch einmal der Hinweis: Brustkrebs ist kein Notfall, mit dem du mit Blaulicht ins Krankenhaus fahren musst. Es kommt nicht auf Tage an, wichtiger ist, dass du dich mit dieser neuen Situation vertraut machst und dir die Anlaufstelle suchst, bei der du dich bestmöglich aufgehoben fühlst und wo du dem Arzt vertraust.

Brustzentren

Die erste Anlaufstelle nach deiner Diagnose sollte in jedem Fall ein zertifiziertes Brustzentrum sein, weil dich hier ein Team aus Spezialisten behandelt, die alle ihr Wissen und ihre Erfahrungen beisteuern. Über 200 solcher Zentren gibt es inzwischen in ganz Deutschland; in Ballungsräumen finden sich gleich mehrere davon, sodass du dir aufgrund von Empfehlungen oder einem Besuch vor Ort das für dich passende heraussuchen kannst. Es handelt sich bei einer solchen Einrichtung eigentlich um ein Netzwerk, das bestimmte Qualitätskriterien erfüllen muss – beispielsweise muss für jede Patientin in jeder Phase der Erkrankung ein Gespräch mit einem Psychoonkologen ermöglicht werden. Experten und Expertinnen aus den unterschiedlichsten medizinischen Fachrichtungen arbeiten eng zusammen, eine Menge Erfahrung wird in einem Brustzentrum gebündelt: Chirurgen, Pathologen, Onkologen, Radiologen, Psychoonkologen oder auch onkologische Pflegekräfte gehören dazu. An manchen Kliniken gibt es zudem Unterstützung und Betreuung durch sogenannte Breast Care Nurses, Fachkrankenschwestern für Brusterkrankungen.

Hier findest du alle Brustzentren in Deutschland, sortiert nach Bundesländern: senologie.org/brustzentren. Auch in der Schweiz gibt es diese Zertifizierung, unter www.krebsliga.ch sind die entsprechenden Einrichtungen zu finden. In Österreich sind es die »zertifizierten Brustgesundheitszentren« – aufgelistet unter www.krebshilfe.net.

Das Tumorboard

Im Brustzentrum wird dein Fall in einem Tumorboard besprochen, diese Konferenz findet zumeist einmal in der Woche statt. Die Experten besprechen hier alle aktuellen Fälle und die notwendigen Therapien. Da jeder Brustkrebs individuell ist, muss die Behandlung auf die jeweilige Patientin abgestimmt werden – anhand der Eigenschaften deines Befundes und eventueller Vorerkrankungen wird die

Therapie-Empfehlung erstellt. Der fachübergreifende Austausch im Board macht Sinn: Alle Beteiligten können ihr Wissen einbringen, und kein Arzt entscheidet allein, welche Therapie geplant wird.

Tumorboards sollen zudem sicherstellen, dass nach den aktuellen Leitlinien behandelt wird – also nach dem neuesten Stand der Medizin. Leitlinien sind keine strikten Vorgaben, sondern Hilfestellungen und Empfehlungen für Ärzte, anhand derer sie ihre Therapieentscheidung treffen können. Sie beruhen auf bewährten Verfahren und den aktuellen Erkenntnissen der Wissenschaft und werden ständig aktualisiert. Verschiedene medizinische Fachgesellschaften, wie zum Beispiel die Arbeitsgemeinschaft Gynäkologische Onkologie, sind an ihrer Erarbeitung beteiligt. Die Leitlinien sind kein Buch mit sieben Siegeln, sie sind für jedermann kostenlos online abrufbar unter leitlinienprogramm-onkologie.de, awmf.org oder ago-online.de.

Die Entscheidung des Tumorboards wird dir dann zeitnah in einem ausführlichen Arztgespräch mitgeteilt – es bedeutet aber nicht, dass der Therapieplan in Stein gemeißelt ist. Und es bedeutet nicht, dass du alles so durchziehen musst, wie es der Plan vorsieht – du hast immer die freie Entscheidung, keiner wird dich mit vorgehaltener Waffe zu etwas zwingen. Ob es klug ist, Teile der Therapie abzulehnen, steht auf einem anderen Blatt – im Gespräch mit dem Arzt kannst du aber erörtern, was es konkret bedeuten würde, darauf zu verzichten oder andere Wege einzuschlagen.

Eine zweite Meinung einholen

Wenn du unsicher bist, ob für dich der richtige Therapieplan ausgearbeitet wurde, hast du das Recht zu einer Zweitmeinung – du musst schlussendlich mit deinen Entscheidungen und ihren Folgen leben, nicht der Arzt. Die Kosten für ein solches Zweitmeinungsgespräch trägt meist die Kasse; wenn du es selbst zahlen musst, wird es auch nicht teuer, da es sich nur um eine Beratung handelt. Eine zweite Meinung kannst du dir zum Beispiel bei einem anderen Brustzentrum einholen.

Übrigens: Ein guter Arzt erläutert dir Nutzen und Chancen der angedachten Therapie, am besten noch mithilfe von Prozentzahlen.

Er empfiehlt im Idealfall das, was er auch für sich oder ihm nahestehende Personen entscheiden würde. Wie es nicht laufen sollte: Manche Betroffene berichten, dass sie sich vom Arzt zu einer Chemo gedrängt fühlten oder dass alles so schnell ging, dass sie gar nicht nachdenken konnten.

Studien zu neuen Therapiemethoden

Eine weitere Option ist die Teilnahme an einer Studie. Als Teilnehmerin wirst du individuell und intensiv betreut und hast so die Chance auf vielversprechende neue Therapien. Für die Teilnahme wird man vom Tumorboard vorgeschlagen, es lohnt sich auf jeden Fall aber immer nachzufragen, ob für die eigene individuelle Erkrankung derzeit eine passende Studie läuft.

Studien werden vor allem an den Onkologischen Spitzenzentren durchgeführt, dort sind zudem Forschung und Klinik eng verzahnt. Zu finden sind sie unter ccc-netzwerk.de. Vorreiter unter diesen Zentren ist das Nationale Centrum für Tumorerkrankungen in Heidelberg.

Im Deutschen Register Klinischer Studien findest du unter drks.de alle derzeit in Deutschland durchgeführten Studien unter dem Suchbegriff »Brustkrebs«. Auch die Links brustkrebs-studien.de, gbg.de (German Breast Group), dktk.dkfz.de und clinicaltrials.gov sind nützliche Informationsquellen. Das Portal iuvando.de will Patienten ermöglichen, neue Therapien schon während der klinischen Tests verfügbar zu machen. In Österreich hilft die Krebshilfe weiter (krebshilfe.net), in der Schweiz die Krebsliga (krebsliga.ch).

Wie ein Versuchskaninchen musst du dich nicht fühlen, denn die Medikamente sind zuvor bereits ausführlich im Labor und im Tierversuch getestet worden. Aber natürlich keine Chance ohne Risiko: Ob die neue Therapie der Standardtherapie ebenbürtig oder sogar überlegen ist, wird ja erst in der Studie erprobt. Auch sind nicht unbedingt alle Nebenwirkungen bereits bekannt. Sind schon Vorstudien gelaufen, ist es natürlich sicherer, als wenn ein Präparat erstmalig erprobt wird.

Operation: Weg mit der Brust?

Die brustlose Amazone – dieses Bild taucht vielleicht vor deinem inneren Auge beim Gedanken an die Operation auf. Dieses Bild entsprach bis vor wenigen Jahrzehnten auch tatsächlich der Realität: Brustkrebs hieß damals »Brust ab«. Inzwischen hat sich die OP-Methode jedoch grundlegend geändert – weg von der Radikalität, hin zur Brusterhaltung. Etwa drei Viertel aller Operationen werden inzwischen brusterhaltend durchgeführt. Der Hintergrund: Man hat inzwischen erkannt, dass Betroffene mit dieser Methode und anschließender Bestrahlung genauso gute Chancen auf Heilung haben wie bei einer Brustamputation. Die Bestrahlung ist hier also Pflicht.

Welche Methode infrage kommt, hängt vom einzelnen Befund ab. Ist ein Tumor noch klein, kann meistens brusterhaltend operiert werden. Die vollständige Entfernung der Brust nennt sich Mastektomie oder Ablatio. Sie ist notwendig, wenn der Tumor zu groß ist oder sich mehrere Tumore in der Brust befinden; aber auch wenn die Diagnose »inflammatorischer Brustkrebs« lautet, die Haut befallen ist oder eine Vorerkrankung gegen eine Bestrahlung spricht.

Inzwischen gibt es die Tendenz, bei großen Tumoren, für die ohnehin eine Chemotherapie angedacht ist, diese Therapie vor der OP durchzuführen – die sogenannte neoadjuvante Chemotherapie. So können Tumore »eingeschmolzen«, also verkleinert werden, und eine brusterhaltende OP wird dadurch möglich.

Vor der OP

Einige Tage vor der Operation wird der Arzt ein Aufklärungsgespräch mit dir führen. Er wird unter anderem erklären, wie er bei der OP vorgehen wird und welche Risiken der Eingriff haben kann. Vorerkrankungen werden abgefragt, Blut wird abgenommen und ein EKG geschrieben. Außerdem muss man sich in der Anästhesie-Sprechstunde vorstellen, um Details für die Narkose zu klären (allgemeine Verträglichkeit, Risiken usw.). Blutverdünnende Pillen wie Enzyme, Arnika oder Ginkgo solltest du eine Woche vor der OP vorübergehend absetzen.

Ist der Tumor nicht gut tastbar, wird er vor der OP markiert, um dem Operateur die Orientierung zu erleichtern. Die Brust wird örtlich betäubt und ein Markierungsdraht unter bildgebenden Verfahren (Röntgen oder Ultraschall) bis zum Tumor vorgeschoben. Das klingt schlimmer, als es ist!

Außerdem wird vor der OP – meist am Vortag – der Wächterlymphknoten markiert. Dazu wird eine Flüssigkeit in die betroffene Brust gespritzt, die sich im Lymphknoten anreichert. So kann ihn der Operateur während der OP identifizieren. All diese Termine koordiniert das Brustzentrum für dich.

Die brusterhaltende Operation

Die brusterhaltende OP erfolgt in Vollnarkose. Oberste Priorität hat, dass die Ränder des entnommenen Gewebes tumorfrei sind. Ob das geglückt ist, kann erst in der anschließenden pathologischen Untersuchung des Gewebes sicher festgestellt werden. Der Tumor wird hier zudem auf seine Histologie, seine Gewebe-Eigenschaften, untersucht (siehe Kapitel »Diagnose«). Bis dieser Befund feststeht, dauert es ein paar Tage. Es kommt nicht selten vor, dass dann noch einmal nachoperiert werden muss, weil nicht alle Krebszellen erwischt wurden, also die Schnittränder nicht »sauber« waren. Der Tumor wird nach Entnahme in einen Paraffinblock eingegossen und auf diese Weise haltbar gemacht. Der Pathologe kann ihn dann in feinste Scheiben schneiden und untersuchen.

Einige Brustzentren, die sich zum Beispiel in großen Universitätskliniken befinden, sind an ein Pathologielabor im Haus angeschlossen. Das ermöglicht eine pathologische Untersuchung noch während der OP – der Tumor wird ins Labor gebracht, dort einer Schnelluntersuchung unterzogen –, je nach Ergebnis wird die Wunde entweder verschlossen oder es muss noch mehr Gewebe entfernt werden, wenn die Schnittränder noch nicht krebszellenfrei waren – ein Prozedere, das insgesamt nur rund 20 bis 30 Minuten in Anspruch nimmt. Bei der Wahl des Brustzentrums könnte das für dich ein wichtiges Kriterium sein – denn wenn nachoperiert werden muss, kann das sonst heißen: eine erneute OP unter Vollnarkose.

Der Operateur markiert den Gewebebereich, in dem sich der Tumor befand, mit einem Clip, einem winzigen Metallteil. Sollte eine erneute OP nötig sein, kann er so das entsprechende Gewebe besser wiederfinden. Oft wird aber schon während der Biopsie ein solcher Clip in der Brust hinterlassen – was für eine eventuelle neoadjuvante Chemo nötig ist, um bei der anschließenden OP das Tumorareal wiederzufinden, selbst wenn sich der Krebs vollständig zurückgebildet hat; denn auch wenn er »verschwunden« ist, das Gewebe muss trotzdem herausoperiert werden. Außerdem dient dieser Clip dazu, das ehemalige Tumorgebiet auch für die anschließende Bestrahlungstherapie sichtbar zu machen.

Manchmal muss so viel Gewebe herausoperiert werden, dass die Brust sich optisch stark verändert. Du kannst dir in diesem Fall die Brust rekonstruieren lassen, mit Eigengewebe oder mit Implantaten. Ebenso ist es möglich, die andere Brust bei starken Größenunterschieden anzupassen. Beide Verfahren sind aber nicht unbedingt Kassenleistungen. Wenn du das nicht möchtest: Im Sanitätshaus gibt es spezielle BHs oder Teilprothesen, die einen Größenunterschied zwischen beiden Brüsten optisch ausgleichen.

Mastektomie und Brustaufbau

Diese Operation erfolgt ebenfalls in Vollnarkose. Hier wird das Brustdrüsengewebe vollständig entfernt, ebenso die darüberliegende Haut, die Brustwarze und die Bindegewebshaut zwischen Brustmuskel und dem Drüsengewebe. Soll die Brust rekonstruiert werden, können Haut und oft auch die Brustwarze bleiben – sofern sie nicht befallen sind. Der Wiederaufbau kann sofort oder in einer weiteren OP erfolgen, entweder mit körpereigenem Gewebe oder Implantaten.

Wichtig ist, bei der Fülle an Möglichkeiten, sich gut beraten zu lassen, denn jedes Verfahren hat Vor- und Nachteile, und die Eingriffe sind zum Teil nicht ohne, da mitunter an anderer Stelle des Körpers Gewebe entnommen wird. Ist trotz Mastektomie eine Bestrahlung nötig, grenzt das die Auswahl der Möglichkeiten zum Wiederaufbau ein. Auf der Website mammarekonstruktion.de findest du Experten in deiner Nähe und kannst dich über die verschiedenen OP-Optionen vorab informieren.

Muss die Brustwarze doch dran glauben, kann sie durch Gewebe rekonstruiert werden. Weil das optisch meist nicht ausreicht: Eine zusätzliche Brustwarzen-Tätowierung zaubert erstaunliche Resultate. Einen speziell dafür ausgebildeten Tätowierer in deiner Nähe findest du unter medbwk.de. Die Profis leisten tolle Arbeit, die Brustwarze wirkt absolut realistisch. Viele Kassen zahlen diese Tätowierung, ganz oder zumindest anteilig. Wenn du auf einen Wiederaufbau verzichten willst, bietet das Sanitätshaus eine große Auswahl an Prothesen und passenden BHs. Ein bis zwei Brustprothesen aus Silikon erstattet die Krankenkasse.

Tumorzellen können sich im Körper über das Blut, aber vor allem über die Lymphknoten ausbreiten. Daher wird bei der OP der Wächterlymphknoten – oder auch »Sentinel« – ebenfalls entfernt. Er befindet sich in der Nähe der Achsel und ist der Lymphknoten, zu dem die Lymphe aus dem Tumorgebiet als Erstes abfließt, bevor sie die weiteren Knoten erreicht – er ist also eine Art Wächter über die anderen Lymphknoten.

Werden im Anschluss an die OP bei der pathologischen Untersuchung im Sentinel Tumorzellen gefunden, müssen in einer erneuten OP weitere Lymphknoten entfernt werden. Auch hier macht sich ein Labor im Haus bezahlt, denn dann kann dies bei Befall des Sentinel gleich geschehen, eine weitere OP mit Vollnarkose entfällt dann.

Ist vor der OP bereits klar, dass Lymphknoten befallen sind, müssen diese natürlich ohnehin entfernt werden. Eine Lymphknoten-OP hat oftmals ein Lymphödem zur Folge – mehr dazu im Kapitel »Nebenwirkungen«.

Nach der OP

Von der Operationsmethode hängt es ab, wie viele Tage du im Krankenhaus verbringen wirst. Nach brusterhaltender OP sind es oft nur zwei bis drei Nächte, bei der Mastektomie ein paar mehr, da es sich um einen größeren Eingriff handelt. Im Bereich der Achsel wird während der OP eine Drainage gelegt, damit die Wundflüssigkeit abfließen kann, ebenso an der Brust. Diese Drainagen werden vor Entlassung aus dem Krankenhaus entfernt. Oftmals musst du dir zu Hause dann noch für ein bis zwei Wochen Thrombosespritzen in die Haut setzen.

In den Wochen nach der OP solltest du nicht zu schwer heben und keinen Sport ausüben, der die Wunde zu sehr belastet.

Für den Krankenhausaufenthalt und die Zeit danach gibt es einige Hilfsmittel. Sehr nützlich ist ein Herzkissen – ein festes kleines Kissen in Form eines Herzens. Unter die Achsel geschoben, entlastet es die betroffene Körperseite, damit nichts auf die Brust drückt. Manche Kliniken sind so nett und übergeben ein solches Kissen zusammen mit dem OP-Hemdchen – bereitgestellt von privaten Initiativen. Du kannst es dir ansonsten aber auch online bestellen, zum Beispiel über etsy.com. Andere entlastende Kissen findest du unter lanora.eu.

In manchen Kliniken kommt Besuch aus dem Sanitätshaus ans Bett und bringt einen Erstversorgungs-BH oder eine Kompressionsbandage mit, die die Krankenkasse bezuschusst. Andere Kliniken stellen vor der OP ein Rezept aus, sodass du den BH bereits vorher besorgen kannst. Diese Hilfsmittel unterstützen den Heilungsprozess und entlasten die Lymphabflusswege. Nach einer Mastektomie gibt es zudem eine Erstversorgungs-Prothese aus watteähnlichem Material, die die Kasse voll erstattet. Für Frauen mit kleinen Brüsten ist ein spezieller BH nach der brusterhaltenden OP nicht immer notwendig; Bustiers oder Hemdchen mit Stützfunktion reichen dann aus. Wenn ein Lymphödem in der Brust vorliegt, helfen genoppte Lymph-BHs.

Du hast jährlich Anspruch auf einen Zuschuss zu zwei Spezial-BHs und alle zwei Jahre auf eine Silikonprothese bzw. ein Ausgleichsteil.

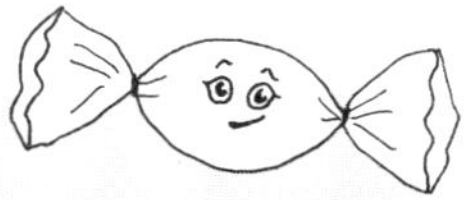

Wissens-Bonbons

- Eine preiswerte und trotzdem komfortable Alternative zu Prothesen sind Strickbrüste. Die netten Damen, die fleißig an den Stricknadeln sitzen, senden dir kostenlos ein Paar zu. Du erreichst sie unter strickbrust@web.de und unter facebook.com/Strickbrust.
- Aufs Schwimmbad musst du nach einer Mastektomie nicht verzichten, es gibt inzwischen schöne Bademode mit Prothesen-Taschen. Frag bei deiner Kasse nach, ob sie einen Badeanzug erstattet oder bezuschusst. Eine gute Auswahl findest du im Fachhandel oder zum Beispiel unter magic-dessous.de, amoena.de oder anita.com.
- AMSOB ist ein Verein, der Brustamputierten mit Rat und Unterstützung zur Seite steht und Aufklärung über das Thema leistet: https://amsob.de.
- Die »Frauenselbsthilfe Krebs« klärt in einer PDF-Broschüre auf ihrer Website über alle Methoden des Brustaufbaus bzw. der Brustrekonstruktion auf: frauenselbsthilfe.de.
- Weite Shirts mit durchgehender Knopfleiste sind für die ersten Tage sinnvoll, da es mit Arm über Kopf wegen der Drainage schwierig werden kann – oder einfach das OP-Hemdchen anbehalten.

Ich kann nur für diejenigen sprechen, deren Brust erhaltend operiert wird. Im Nachhinein empfinde ich die OP als das geringste Übel von allem, denn ich hatte so gut wie keine Schmerzen, und nach zwei Tagen durfte ich die Klinik schon wieder verlassen. Das einzig Unangenehme war die Drainage in der Achsel, die Wunde dort brannte ab und an. Das Herzkissen erwies sich als große Hilfe, besonders nachts. Mir wurde nur der Wächterlymphknoten entnommen, der sich als nicht befallen erwies. Den Arm konnte ich relativ schnell wieder bewegen, eine Lymphdrainage war in meinem Fall nicht notwendig. Auch wenn dieser Eingriff nicht sonderlich groß war, die Vollnarkose ist natürlich doch belastend.

Chemotherapie: Mit Gift gegen böse Zellen

Kommen wir zu dem Teil der Therapie, der von Unbehagen bis Zähneklappern alle Reaktionen hervorrufen kann – gemeint ist nicht nur die Chemo-Wirkung selbst, sondern die Nachricht, dass eine solche nötig ist. Wegen der Nebenwirkungen hat diese Therapieform kein gutes Image; gegen die Begleiterscheinungen gibt es aber inzwischen gut wirksame Medikamente – und auch die Naturheilkunde hält einiges bereit. Trotz allem: Zu einem Spaziergang ist die Chemo deshalb sicher nicht geworden, zudem die Begleitmedikamente in Sachen Nebenwirkungen auch nicht ohne sind. Wer gut informiert ist, hat aber die besten Chancen, gut durch diese Therapiephase zu kommen. Die Chemotherapie – oder kurz »Chemo« – basiert auf Zytostatika, zellschädigenden Substanzen, die meist als Infusionstherapie verabreicht werden (in besonderen Fällen auch in Tablettenform). Diese Medikamente werden über das Blut im ganzen Körper verteilt, wirken also systemisch. Zum Einsatz kommen unterschiedliche Substanzen, die sich schnell teilende Zellen an ihrer Vermehrung hindern oder sie vernichten. Krebszellen gehören dazu – aber auch Haar- und Schleimhautzellen. Deshalb bringt die Chemotherapie einige starke Nebenwirkungen mit sich – alles kann, nichts muss passieren, aber eins ist sicher: Die Haare überleben diesen Frontalangriff nicht – zumindest übergangsweise.

Da die Eierstöcke den Chemie-Ansturm ebenfalls meist übel nehmen, du aber vielleicht noch im gebärfähigen Alter bist, informiere dich bitte im Kapitel »Diagnose – Familienplanung«.

Wann ist eine Chemo nötig? Für eine klare Empfehlung muss dein Tumor bestimmte Kriterien aufweisen: Triple negative Befunde sind absolute Chemo-Kandidaten, auch mit einem G3-Tumor kommt man selten ohne Chemo davon. Ist der Krebs HER2-positiv oder sind Lymphknoten befallen, ist die Chemiekeule ebenfalls unumgänglich.

Vorbereitung und Ablauf

Dem Beginn der Therapie gehen einige Untersuchungen voraus – unter anderem werden Blut und Herz gecheckt. Eventuelle Vorerkrankungen sind bereits erfasst und im Tumorboard mitberücksichtigt worden. Vor der ersten Infusion hast du ein Aufklärungsgespräch mit dem Onkologen, er wird dir den Ablauf skizzieren und dich über die möglichen Nebenwirkungen aufklären – für alle Details und Tipps ist allerdings selten Zeit. Meist gibt es daher noch ein Gespräch mit einer Schwester der Chemo-Ambulanz, die ein paar Tipps auf Lager hat, wie du gut durch die Therapie kommst; das meiste habe ich mir aber tatsächlich selbst angelesen oder in meiner Selbsthilfegruppe erfahren.

Eine Chemo wird in Zyklen verabreicht: An bestimmten Tagen im Zyklus gibt es per Infusion Medikamente, dazwischen liegen Erholungsphasen, die meist zwei bis drei Wochen andauern. Die Therapie erfolgt fast immer ambulant, du kannst also danach wieder nach Hause. Stationär wird man zur Chemo beispielsweise aufgenommen bei schlechtem allgemeinem Gesundheitszustand. Solltest du dich bei deiner ersten Chemo stationär sicherer fühlen, frage nach, ob dies möglich ist.

Die Chemo wird entweder vor der Operation angewandt (neoadjuvant) oder im Anschluss (adjuvante Therapie) – in letzterem Fall sollte sie möglichst schnell nach der OP starten, und zwar binnen vier bis sechs Wochen. Bei hormonabhängigen Tumoren kann die Zeit bis zum Beginn der Chemo mit einer Antihormontherapie überbrückt werden. Noch ein weiterer Begriff aus dieser Reihe ist die postneoadjuvante Chemo: Sind nach einer neoadjuvanten Chemo in der daraufhin folgenden OP noch Krebszellen nachweisbar, wird die Therapie danach fortgesetzt. Oftmals kommt hier der Wirkstoff Capecitabin zum Einsatz. Wichtig zu wissen: Wenn du einen Mangel an dem Enzym DPD (Dihydropyrimidin-Dehydrogenase) hast, können die Nebenwirkungen heftig ausfallen, inklusive einer möglichen Herzschädigung. Immerhin betrifft solch ein Mangel rund neun Prozent aller Patientinnen – durch einen neuen Gentest kann zuvor geprüft werden, ob du wenig oder gar kein DPD produzierst und so die

Dosis angepasst beziehungsweise nach einer Alternative gesucht werden muss.

Die Anzahl der Zyklen ist abhängig vom Therapie-Schema, das im Tumorboard festgelegt wird. Das Schema bestimmt, welche Medikamente in welcher Reihenfolge kombiniert werden.

Mögliche Wirkstoffe

Die derzeit gängigen Wirkstoffe sind unter anderem Anthrazykline (zum Beispiel Epirubicin, Doxorubicin), Cyclophosphamid und Taxane (Docetaxel, Paclitaxel). Von Naturheilkunde kann man hier wohl kaum sprechen, aber interessant ist es trotzdem: Die Taxane werden aus der Pazifischen Eibe gewonnen und Anthrazykline aus Bakterien.

Bei aggressiveren Tumoren kann die Chemo dosisdicht (also alle zwei statt alle drei Wochen) und/oder dosisintensiviert (mit höherer Medikamentendosis) gegeben werden – all das legt das Tumorboard fest.

Je nach Befund, auch abhängig vom Stadium der Erkrankung, kommen noch weitere Wirkstoffe ins Spiel:

- Platinkomplexe (zum Beispiel Carboplatin, Cisplatin), bei triple negativen Befunden
- Antikörper gegen HER2-Rezeptoren (zum Beispiel Trastuzumab) oder ein Mix aus einem Antikörper mit einem Chemotherapeutikum (T-DM1)
- Tyrosinkinasehemmer, die die Signalwege im Tumor stören (zum Beispiel Neratinib)
- CDK4/6-Hemmer, die sich gegen Enzyme richten, die für Zellwachstum und Zellteilung zuständig sind (zum Beispiel Palbociclib)
- mTOR-Hemmer, bei Resistenzen gegen Antihormontherapie (zum Beispiel Everolimus)
- PARP-Hemmer, die Reparatur-Enzyme in ihrer Funktion stören (zum Beispiel Olaparib), bei BRCA-Genmutation
- PIK3CA-Hemmer, bei Befunden mit einer Mutation im PIK3CA-Gen bei hormonabhängigem HER2-negativen Brustkrebs

- Capecitabin (ein Chemotherapeutikum in Tablettenform, beispielsweise als postneoadjuvante Therapie, wenn nach der neoadjuvanten Chemo noch Krebszellen übrig geblieben sind)
- Präparate, die die Gefäßbildung im Tumor hemmen (zum Beispiel Bevacizumab)

Einige dieser Wirkstoffe sind keine Chemotherapeutika, sondern zählen zur »Targeted Therapy«, also zur zielgerichteten Therapie – weil sie gezielt in Vorgänge des Tumorwachstums eingreifen und nicht wie eine Chemotherapie nach dem Gießkannenprinzip funktionieren. Dadurch sind die Nebenwirkungen auch nicht ganz so umfangreich ausgeprägt. Zur Targeted Therapy zählen vor allem die Immun- und die Antikörpertherapie. Gerade in den letzten Jahren hat sich viel getan in Sachen neuer Krebsmedikamente – auch für den triple negativen Brustkrebs, bisher eher das Sorgenkind der Ärzte, weil es gegen ihn bisher nur die Chemo gab. Mittlerweile kann man dieser Art Tumor je nach Stadium auch Platinderivate, PARP- oder Checkpoint-Inhibitoren überbraten.

Frage deinen Arzt unbedingt, ob die Therapieempfehlung dem aktuellen Stand der Forschung entspricht.

Erfolgsaussichten

Die Chemotherapie erhöht die Chance, dass der Krebs geheilt werden kann. Für die Wirksamkeit der »Chemiekeule« gibt es allerdings keine Garantie. Es lässt sich nicht überprüfen, ob mögliche zirkulierende Zellen auch wirklich erwischt worden sind. Ebenso wenig gibt es bisher die Möglichkeit zu überprüfen, ob überhaupt bereits Krebszellen im Blut zirkulieren – was bedauerlich ist, wenn man bedenkt, was die Medizin heute bereits alles leisten kann.

Bei der neoadjuvanten Chemo lässt sich die Wirksamkeit zumindest am schrumpfenden Tumor erkennen. Bei einigen Frauen verschwindet er vollständig, dann spricht man von einer Komplettremission, kurz »pCR« genannt. Bei etwa drei Viertel aller Patientinnen reagiert der Tumor mit einer Verkleinerung. Auch hier gibt es aber keinen Nachweis, ob Zellen bereits im Körper unterwegs sind und ob die Chemo sie erwischt. Sind nach der OP noch Tumorzellen in der Brust zu finden, wird die Chemo weiter fortgesetzt, dann oft in Tablettenform; oder ein Präparat aus dem bunten Strauß der Targeted Therapies kommt zum Einsatz. Die neoadjuvante Chemo gewinnt immer mehr an Bedeutung, unter anderem können größere Tumore damit vor der OP »eingeschmolzen« werden, um so eine Brustamputation zu verhindern. Vor allem für triple negative und HER2-positive Tumore wird das neoadjuvante Vorgehen empfohlen. Über diese Empfehlung darf man aber offenbar streiten: Eine Studie aus dem Jahr 2018 zeigt zwar, dass Betroffene mit HER2-positiven Tumoren länger leben, wenn die Chemo neoadjuvant erfolgt; beim Luminal-B-Typ ist es laut Studie aber umgekehrt. Bei Luminal-A und triple negativ hingegen macht es laut der Forscher keinen Unterschied, ob die Chemo vor oder nach der OP stattfindet.[ii]

Der entscheidende Vorteil ist die Überprüfbarkeit der Chemo-Wirkung auf den Tumor – auch wenn dein Wunsch wahrscheinlich lautet: »So schnell wie möglich raus mit dem Biest!«, macht es je nach Befund Sinn, mit der Chemo zu starten. In manchen Fällen bleibt der Tumor von der Chemiekeule aber unbeeindruckt und schrumpft nicht oder wächst sogar weiter – laut Studien soll das Risiko für eine Metastasenbildung in dieser Zeit aber nicht erhöht sein. Forschende aus Dortmund haben einen genbasierten Test entwickelt, mit dem vorhergesagt werden kann, ob der Tumor auf die neoadjuvante Chemo anspricht oder nicht; noch ist der Test nicht etabliert.[iii]

Genexpressionstests als Entscheidungshilfe

Da die Chemo starke Nebenwirkungen und schwer abschätzbare Langzeitfolgen mit sich bringen kann, ist es sehr wichtig, den Nutzen gegen den Schaden genau abzuwägen. Kriterien sind unter anderem die Tumorbiologie, dein Alter und das Stadium der Erkrankung.

Für eine Chemo-Empfehlung orientieren sich die Ärzte an den Leitlinien der Fachgesellschaften. Vor einigen Jahren wurde noch sehr vielen Patientinnen nach dem Gießkannenprinzip eine Chemo empfohlen, um auf Nummer sicher zu gehen; nicht wenige Frauen haben sich aber letztendlich umsonst durch die Therapie gequält, da ihnen die Chemo überhaupt keinen Vorteil brachte. Inzwischen ist es möglich, mit speziellen Tests genau die Frauen herauszufiltern, denen diese Belastung erspart werden kann.

Diese sogenannten Genexpressionstests kommen zum Einsatz, wenn anhand der Tumoreigenschaften nicht sicher festgestellt werden kann, ob eine Chemo Sinn macht oder nicht. Aber diese Tests leisten auch in anderer Hinsicht gute Dienste: Ein Tumor, der in der pathologischen Untersuchung weniger aggressiv erschien, also beispielsweise ein G2-Tumor mit einer relativ niedrigen Teilungsrate, kann sich im Test manchmal doch als ein bissiges Kerlchen erweisen. Den betroffenen Frauen wäre eventuell keine Chemo empfohlen worden oder sie hätten die Empfehlung ausgeschlagen. Wenn es dann schwarz auf weiß zu lesen ist, dass eine Chemo einen relevanten Vorteil bringt, erleichtert es die Entscheidung. Selbst wenn die Tumoreigenschaften klar Richtung Chemo deuten: Auch dann kann dieser Test noch Sinn machen, da es auch hier – wenn auch eher wenige – Fälle gibt, die so der Chemiekeule noch entkommen können.

Eine Kassenzulassung haben inzwischen vier dieser Tests: Oncotype, Endopredict, Mammaprint und Prosigna. Nicht jede Klinik setzt alle Tests ein – nachfragen lohnt sich, besonders dann, wenn der Test nicht aktiv angeboten wird. Für die Untersuchung wird Material aus der Stanzbiopsie oder der OP benötigt, das auf die Aktivität verschiedener Brustkrebs-Gene untersucht wird – je nach Verfahren kann es mit dem Ergebnis ein paar Tage bis etwa vier Wochen dauern. Der Test liefert einen Risiko-Score, der das Rückfallrisiko recht genau beziffern kann und aufgrund dessen klarere Empfehlungen pro oder kontra Chemo möglich werden.

Voraussetzung für eine Anwendung dieser Tests: Der Tumor muss Hormonrezeptor-positiv und HER2-negativ sein. Bei triple negativ oder HER2-positiv kommt er nicht infrage – bei diesen Befunden ist ohnehin eine Chemotherapie nötig. Außerdem dürfen je nach Test keine oder nur wenige Lymphknoten befallen sein.

Für mich persönlich war die Aussicht auf eine Chemotherapie der Super-GAU. Ich hatte Angst vor der Chemo – ich übertreibe nicht, wenn ich sage: Todesangst. Meine beiden Brüste hätte ich hergegeben, wenn ich diese Therapie damit hätte vermeiden können. Die Art meines Tumors deutete leider eher in Richtung »Chemo ist nötig« – es gab jedoch noch eine kleine Chance, durch einen Genexpressionstest dem Ganzen doch noch zu entkommen. Ich habe daher auf diesem Test bestanden – das war gut so, denn der Risiko-Score war derart hoch, dass selbst ich eingesehen habe, dass es keine andere Wahl gab. Das Risiko für ein Rezidiv oder Metastasen in den nächsten zehn Jahren lag bei knapp 40 Prozent – mit der Chemo ließ es sich auf 20 Prozent senken (natürlich statistisch gesehen, denn dass die Chemo wirkt, dafür gibt es ja bei der adjuvanten Gabe leider keinen Nachweis). Meine Aufgabe war es nun, schnellstmöglich zu lernen, den vermeintlichen Gegner als Helfer ansehen zu können – ein Besuch bei der Psychoonkologin brachte mich da weiter.

Einen Port setzen lassen?

Als Infusionstherapie wird die Chemo über einen Portkatheter – kurz Port – gegeben. Ärzte empfehlen diesen dauerhaften Zugang, da bei einem Zugang über die Armvene mit der Dauer der Behandlung das Risiko für Venenentzündungen steigt.

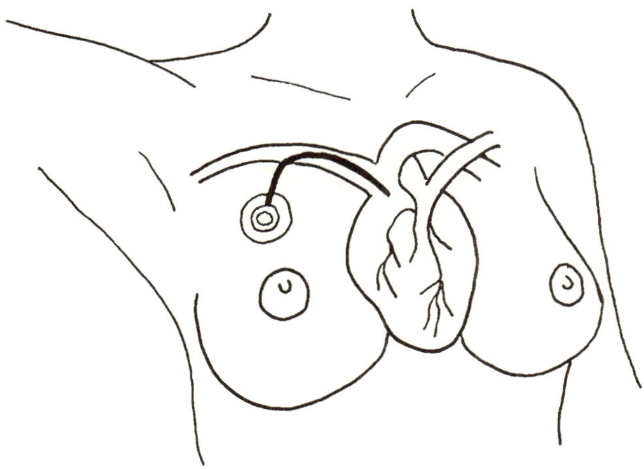

Außerdem können die Medikamente in seltenen Fällen in das Gewebe um den Venenzugang laufen: Ein Paravasat, eine schwere Gewebeschädigung, entsteht. Sich einen Port einsetzen zu lassen ist keine Pflicht – ein Blick in die Google-Bildersuche mit dem Stichwort »Paravasat« hilft bei der Entscheidung aber ungemein.

Ein Port soll diese Probleme verhindern – in einer kleinen OP (je nach Klinik unter örtlicher Betäubung oder Vollnarkose) wird er unter die Haut eingesetzt, meist unterhalb des Schlüsselbeins. Du erhältst zudem einen Port-Pass mit der Modellnummer. Der Port besteht aus einer kleinen Kammer, die mit einem dünnen Schlauch verbunden ist, der in eine herznahe Vene mündet. Die Kammer wird bei jeder Runde Chemo mit einer speziellen Nadel angestochen. Diese Nadel ist nicht gerade dünn – Betäubungssalbe (zum Beispiel Emla-Salbe, rezeptfrei in der Apotheke) eine halbe Stunde vorher aufgetragen mindert den Piks deutlich.

Vorteilhaft ist zudem: Während der Chemo-Infusion kannst du dich frei bewegen. Vor und nach der jeweiligen Chemo wird der Port mit Kochsalz und zum Teil auch zusätzlich mit Heparin durchspült, um Infektionen und Thrombosen zu vermeiden. Wenn der Port oder der Arm schmerzt, Rötungen oder Wärme entstehen: ab zum Arzt, dann kann sich trotz aller Vorsichtsmaßnahmen eine Thrombose gebildet haben.

Nach Ende der Therapie kannst du dir den Port mit einem kleinen Eingriff wieder entfernen lassen. Manchmal empfiehlt der Arzt, ihn erst einmal zu behalten, wenn dein Risiko sehr hoch ist, dass der Brustkrebs wiederkommt. Den psychologischen Aspekt solltest du aber nicht übersehen: Wenn du den Port behältst, rechnest du vielleicht unbewusst damit, dass der Krebs und du euch wiederseht. Sich den Port entfernen zu lassen ist auch ein Abschied vom Krebs und der Zeit, die hinter dir liegt. Willst du den Port trotzdem erst einmal behalten, muss er in gewissen zeitlichen Abständen mit Kochsalz gespült werden. Je nach Klinik variiert dieser Zeitraum von wenigen Wochen bis zu ein paar Monaten, es gibt keine einheitliche Regelung.

In die Entscheidung für oder gegen einen Port – immerhin ist es ein weiterer Eingriff – kann auch das angedachte Chemotherapie-

Schema einfließen: Wer gute Venen hat und insgesamt sechs Zyklen erhält, kann diese Entscheidung eher überdenken als eine Patientin mit zickigen Venen und insgesamt 16 Infusionen, einem sehr gängigen Schema (auch Regime genannt). Manchmal wird auch pro Port argumentiert, es könne darüber praktischerweise die wöchentliche Blutkontrolle erfolgen – in »meiner« Klinik wurde das Blut dafür via Fingerpiks entnommen.

Wenn du dich für einen Port entscheidest, kümmere dich rechtzeitig darum, sofern es das Brustzentrum nicht ohnehin organisiert. Nicht jede Klinik macht diesen Eingriff, und man bekommt in anderen Krankenhäusern oder ambulanten OP-Zentren nicht unbedingt zeitnah einen Termin. Online kann man kleine Portkissen bestellen, die davor schützen, dass Autogurt oder Träger der Handtasche auf den Port drücken.

Vor der Chemotherapie

Bevor die Chemo startet, sind diese Maßnahmen wichtig und sinnvoll:

- Lass dir beim Zahnarzt noch einen Termin geben. Behandlungen während der Chemo sind zu infektionsträchtig.
- Mache bei Bedarf ein Date im Perückenstudio aus; so kann die neue Perücke noch anhand deiner Frisur ausgesucht werden. Mehr zum Thema Haarverlust im Kapitel »Nebenwirkungen«.
- Bereite dir ein Erste-Hilfe-Kästchen vor – mit allen Medikamenten, die du brauchen könntest (Schmerzmittel, Medizin gegen Übelkeit, Wundsalbe, Mundspülung, Augentropfen, Nasenpflege usw. – siehe auch Kapitel »Nebenwirkungen«).
- Kaufe dir Pflegeprodukte ohne Duftstoffe gegen trockene Haut, zum Beispiel mit Urea.
- Um die Chemo erträglicher zu machen, wird eine Menge Begleitmedizin verordnet – mehr dazu findest du im Kapitel »Nebenwirkungen«.

Der Chemo-Tag

Es entstresst ungemein, wenn du dich auf deine Chemo-Tage gut vorbereitest und am Vorabend alles zurechtlegst.

Checkliste vor der Abfahrt:

- Gefrühstückt? Auch wenn du keinen Appetit haben solltest: bitte nicht mit leerem Magen starten. Die Chance auf Übelkeit durch die Chemo ist dann umso größer. Allerdings gibt es auch Hinweise, dass Kurzzeitfasten die Chemo effektiver machen könnte: 24 bis 28 Stunden vor und 24 Stunden nach der Infusion wird hierbei auf Nahrung verzichtet.
- Bequeme Kleidung an? Das empfiehlt sich wegen der langen Herumsitzerei.
- Fingernägel geschützt? (Siehe Kapitel »Nebenwirkungen«)
- Cortisontabletten eingenommen? (Je nach Verordnung)

Eine Packliste für deine Tasche:

- Eine Decke – man sitzt doch ein paar Stunden und wird müde, da es kann frisch werden
- Eine große Flasche Wasser – trinken ist wichtig, und man kann jederzeit mit dem Infusionsständer aufs WC rollern
- Snacks – Müsliriegel oder Ähnliches beruhigen den Magen
- Lesestoff oder Tablet bzw. PC
- Mittelchen gegen Übelkeit (siehe Kapitel »Nebenwirkungen«)
- Ein Headset für Musik oder Hörbücher, evtl. Handyladekabel
- Schreibzeug
- Kompressionssocken, ggf. Kühlhandschuhe und -Füßlinge (siehe Kapitel »Nebenwirkungen«)
- Deinen Chemopass
- Begleitmedikamente, sofern sie dir mitgegeben worden sind
- Betäubungssalbe oder -pflaster für den Port-Anstich (da der Wirkstoff etwas Zeit benötigt, kannst du das auch schon vor Abfahrt erledigen)
- Bei Bedarf ein Seelentröster (Foto, Kuscheltier …)
- Und natürlich dein üblicher Tascheninhalt: Handy, Portemonnaie, Taschentücher usw.

Für die Fahrten zur Ambulanz und zurück solltest du dir jemanden organisieren oder ein Taxi nehmen. Öffentliche Verkehrsmittel sind wegen des durch die Therapie angegriffenen Immunsystems keine gute Wahl. Für Fahrten mit dem Taxi bekommst du von der Chemo-Ambulanz oder dem Arzt ein »Taxi-Rezept« zur Vorlage bei der gesetzlichen Krankenkasse. Das weitere Prozedere variiert je nach Kasse, daher am besten vorher dort anrufen. Eine Zuzahlung wird meistens fällig, außer du bist von Zuzahlungen befreit. Bei Privatversicherten: Nachfragen, es wird sehr unterschiedlich gehandhabt. Mehr Infos dazu im Kapitel 6 »Geld, Soziales, Rechte«.

Nach Ankunft in der Ambulanz wird dein Blut gecheckt: Sind die Werte nicht okay, muss die Infusion verschoben werden. Sind sie im Normbereich, folgt ein Arztgespräch – du kannst Nebenwirkungen der letzten Chemo besprechen oder Fragen stellen. Der Arzt sticht daraufhin deinen Port an, du suchst dir einen Sessel im Chemo-Zimmer aus, und die Schwestern docken dich an die Infusionskabel an. Durch den mobilen Infusionsständer bist du frei beweglich für einen Gang auf die Toilette oder zum Wasserspender. Im Laufe der Infusion kann es sein, dass du müde wirst, einen merkwürdigen Geschmack im Mund bekommst oder dir übel wird.

Nach der Chemo

Für den restlichen Tag solltest du dir nicht allzu viel vornehmen, denn der Körper leistet Schwerstarbeit. Nicht vom Cortison täuschen lassen, das kann dich ordentlich pushen – das Haus zu renovieren hat aber auch noch Zeit bis nach der Therapie!

Am Chemo-Tag selbst ist es besonders wichtig, viel zu trinken – drei Liter sollten es schon sein, um dem Körper zu helfen, die Chemiebrühe wieder auszuschwemmen (keine Sorge, die Wirkung wird dadurch nicht gemindert).

Nach einer Woche wirst du zur nächsten Blutkontrolle einrücken müssen, das geht wöchentlich so, bis zur nächsten Chemo.

In folgenden Fällen ist es wichtig, sich sofort in der Klinik zu melden: Fieber, Atemnot, Krampfanfälle, Bewusstseinsstörungen, anhaltendes Erbrechen oder Durchfälle, Blutungen oder plötzlich einsetzende starke Schmerzen. Klingt beängstigend – zu deiner Beruhigung: In den meisten Fällen tritt nichts davon ein.

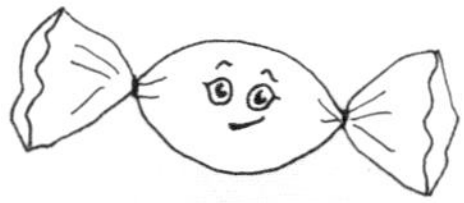

Wissens-Bonbons

- Wenn du bereits Vorerkrankungen am Herzen hast, ist es möglich, sich eine Anthrazyklin-freie Chemo geben zu lassen. Wenn sie das Tumorboard nicht ohnehin verordnet, solltest du unbedingt nachfragen. Anthrazykline können Schäden am Herzen verursachen, aber auch die Medikamente zur HER2-Rezeptor-Blockade. Das Herz sollte daher unter diesen Therapien medizinisch überwacht werden, und auch in den Jahren danach.
- Eine Chemotherapie ist auch während einer Schwangerschaft ab dem vierten Monat möglich. Laut Wissenschaft ohne Nachteile für Mutter und Kind, weil die Plazenta die Zellgifte herausfiltern kann. Bei zielgerichteten Therapien wie dem Einsatz von Antikörpern ist es leider nicht ganz so einfach, sie können dem Fötus schaden. Auch eine Antihormontherapie ist während einer Schwangerschaft nicht möglich.
- Taxane können in seltenen Fällen schwere Allergien auslösen. Solltest du das Standardpräparat Paclitaxel nicht vertragen (es enthält Lösungsmittel), kann der Arzt auf die verträgliche Variante Nab-Paclitaxel umstellen. Da dieses Präparat teurer ist, wird es nicht automatisch von Beginn an gegeben. In der Studie »GeparSepto« hat sich allerdings gezeigt, dass Nab-Paclitaxel mehr Rückfälle verhindert als Paclitaxel – bleibt abzuwarten, ob das verträglichere Präparat Standard wird.[iv]
- Die Antikörper zur HER2-Blockade können inzwischen auch durch eine Spritze unter die Haut gegeben werden, was zeitsparender und angenehmer sein kann.
- Wenn dir – oder deinem Partner – während der Chemotherapie ein veränderter Körpergeruch auffällt, ist das nicht ungewöhnlich. Der Körper scheidet einen Teil der Medikamente bzw. deren Abbauprodukte über die Haut aus.
- Um Grapefruit in jeglicher Form solltest du während der Chemo einen Bogen machen – sie enthält Stoffe, die die Wirkung der Infusionen stören können.
- Stress kann zur Metastasierung des Tumors beitragen – Forschende der Uni Basel haben 2019 im Labor diesen Mechanismus aufgedeckt. Dies ist besonders infam, da die meisten Betroffenen vor allem in der

ersten Zeit nach der Diagnose unter starkem Stress stehen. Die Forscher haben außerdem herausgefunden, dass Cortisonpräparate, also synthetische Ableger von Stresshormonen, die Wirksamkeit der Chemo verringern können. Allerdings könnten diese Entdeckungen auch einen neuen Therapieansatz durch Blockierung der Glukokortikoid-Rezeptoren eröffnen.[v]

Bestrahlung: Zielgenauer DNA-Schaden

Die Bestrahlung ist ein wichtiger Bestandteil der Brustkrebstherapie und durch technische Weiterentwicklungen inzwischen deutlich schonender und präziser geworden. Mit der Strahlentherapie sollen eventuell noch vorhandene Krebszellen in der Brust abgetötet werden. Denn auch wenn der Tumor komplett entfernt wurde, können winzige Nester mit Krebszellen in der Brust zurückbleiben. Ziel ist, diese Krebszellen so zu schädigen, dass sie sich nicht mehr erholen. Ihre Fähigkeit zur Regeneration ist nämlich schlechter als die der gesunden Zellen – letztere bekommen natürlich bei der Therapie auch eine ordentliche Strahlendosis ab, können sich aber wieder regenerieren.

Wirksamkeit und Planung

Verzichtet man auf die Bestrahlung, gilt laut Statistik: Bei 30 bis 40 von 100 Betroffenen kommt der Tumor an Ort und Stelle binnen zehn Jahren wieder; mit Bestrahlung bei fünf bis zehn von 100 Betroffenen. Die Therapie ist also auch keine Garantie dafür, dass der Krebs nicht wiederkommt, aber sie senkt das Risiko erheblich. Sie wirkt nur lokal auf das Tumorgewebe – nicht systemisch im ganzen Körper wie eine Chemotherapie.

Studien haben inzwischen gezeigt, dass es in Sachen Rückfallrisiko keinen Unterschied mehr gibt zwischen brusterhaltender OP mit Bestrahlung und Brustamputation.

Doch auch nach einer Brustamputation muss in manchen Fällen

bestrahlt werden – vor allem wenn der Tumor trotzdem nicht komplett entfernt werden konnte oder wenn Lymphknoten befallen sind.

Nach der OP warten die Ärzte mit dem Beginn der Bestrahlung ein paar Wochen ab, bis die Wunde abgeheilt ist – ist ohnehin eine Chemo nach der Operation geplant, hat die OP-Narbe genug Zeit zu heilen. Nach Ende der Chemo sollte die Strahlentherapie zügig beginnen; zwei Wochen Ruhepause sollten aber dazwischenliegen.

Bevor es losgeht, erwartet dich ein Aufklärungsgespräch – dort wird dir der Arzt erklären, wie die Bestrahlung genau abläuft, und Fragen beantworten. Auch die möglichen Nebenwirkungen und Langzeitfolgen werden besprochen. Was du gegen die Begleiterscheinungen tun kannst, erfährst du im Kapitel »Nebenwirkungen«.

Dem Therapiebeginn voraus geht zudem das Planungs-CT. Durch die dreidimensionale Darstellung des Tumorareals kann so exakt geplant werden, welchen Bereich die Strahlen treffen sollen und welches Gewebe verschont bleibt. Bei dieser Computertomografie liegst du in der exakt gleichen Position auf der Liege wie später bei der eigentlichen Bestrahlung. Die Assistenten werden mit wasserfesten Stiften auf deinem Oberkörper Markierungen einzeichnen, damit das Bestrahlungsgerät später diese Position wiederfinden kann. Die Markierungen am Oberkörper können mit wasserfesten transparenten Pflastern überklebt werden, sodass Duschen möglich ist. Die Haut bitte nur trocken tupfen, nicht reiben.

Der Bestrahlungsablauf

Die Bestrahlungstage laufen immer gleich ab: Du erscheinst zu deinem täglichen Termin (außer am Wochenende), checkst ein, wirst aufgerufen und mit freiem Oberkörper auf der Liege positioniert. Dann verlässt das Personal den Raum, die Bestrahlung startet, und nach wenigen Minuten ist alles vorbei. Die Strahlen sind nicht spürbar.

Keine Sorge übrigens bei Beklemmung oder Klaustrophobie: Das strahlenerzeugende Gerät fährt mit ausreichendem Abstand um den Körper herum, du musst auch in keine Röhre einfahren. Es ist vielleicht ein bisschen einsam und unheimlich in diesem Therapieraum, er ist aber per Kamera und Gegensprechanlage mit der Außenwelt verbunden, sodass du bei Bedarf jederzeit Kontakt aufnehmen kannst. Während der Bestrahlung ist alles auf Sicherheit ausgerichtet – das Gerät arbeitet nur, wenn Körperposition und Bestrahlungswinkel korrekt sind.

Was da deine Brust »grillt«, sind übrigens in der Regel Photonenstrahlen, die mit einem Linearbeschleuniger erzeugt werden. Du wirst wohl ab und an von Familie oder Freunden die Frage hören »Na, strahlst du jetzt radioaktiv?« (siehe auch im Kapitel »Psyche und andere Kopfsachen« das »Brustkrebs-Bullshitbingo«) – in der Therapie kommt diese Art der Strahlen aber nicht zum Einsatz.

Während der Bestrahlungstherapie erfolgt je nach Klinikstandard per CT eine Kontrolle des behandelten Areals, wegen eventueller Schwellungen oder anderer möglicher Probleme. Außerdem wird zu Beginn und zum Ende der Bestrahlungsphase dein Blut kontrolliert. Am Ende der Strahlentherapie steht ein Abschlussgespräch mit dem Arzt an, ein Berichtsbrief wird erstellt. Nicht jede Klinik schickt ihn auch an die Patientin – frage nach einer Kopie, du hast ein Recht darauf. Nach ein paar Tagen und erneut nach einigen Wochen wird das bestrahlte Areal dann noch einmal kontrolliert.

Fraktionierung: Die Verteilung der Strahlendosis

Die gesamte Strahlendosis wird in »Fraktionen«, also in mehrere Portionen, aufgeteilt. So wird sichergestellt, dass die Krebszellen ihren endgültigen Vernichtungsschlag auf jeden Fall erhalten. In der Strahlentherapie spricht man von der Dosiseinheit »Gray«. Wie viel Gray insgesamt nötig sind, wird in der Tumorkonferenz festgelegt – bei Brustkrebs sind es meist rund 50 Gray.

Die Bestrahlung erfolgt über eine Dauer von etwa fünf bis sechs Wochen. Seit wenigen Jahren ist es möglich, die Prozedur zu verkürzen: durch die sogenannte Hypofraktionierung. Das heißt: Die Dosis pro Tag wird erhöht, sodass sich die Bestrahlungsphase auf etwa drei bis vier Wochen verkürzt. Ein weiterer Vorteil: Die Gesamtbestrahlungsmenge liegt nur bei etwa 40 Gray (mit anschließendem Boost noch etwas mehr). Kürzere Bestrahlung und geringere Dosis – klingt nach einem Haken, es gibt aber offenbar keinen. Studienergebnisse haben gezeigt, dass die hypofraktionierte Bestrahlung genauso wirksam ist wie die konventionelle – Schmerzen, Fatigue oder Hautreizungen treten sogar seltener auf. Nach jetzigem Stand der Forschung sind auch die Langzeitnebenwirkungen die gleichen. Die aktuellen Leitlinien empfehlen inzwischen die Hypofraktionierung als Standardtherapie – es sei denn, es müssen auch die Lymphabflusswege bestrahlt werden. In Zukunft könnte sich die Therapiedauer sogar weiter verkürzen; aktuell läuft eine Studie, die eine Bestrahlung über fünf Tage überprüft.

Atem-Gating

Durch eine noch recht junge Technik kann die Gefahr von Langzeitschäden, besonders am Herzen, weiter reduziert werden: das Atem-Gating. Auf der Bestrahlungsliege atmest du auf Kommando tief ein und hältst für wenige Sekunden die Luft an – in dieser Zeitspanne wird bestrahlt. Der Vorteil: Durch die Einatmung vergrößert sich der Abstand zwischen Herz und Brustwand, das Herz gerät so weitestgehend aus der Schusslinie. Diese Methode ist daher vor allem interessant bei Bestrahlung der linken Brust; sie ist aber nicht an jedem Strahlenzentrum Standard – nachfragen und vielleicht ein paar Kilometer mehr fahren zu einem Zentrum, das dieses Verfahren anbietet, zahlt sich aus. Das Herzchen muss schließlich noch lange halten – auch wenn das Risiko, durch konventionelle Strahlentherapie einen Herzschaden zu erleiden, recht gering ist, kann es in seltenen Fällen zu einer Schädigung des Herzmuskels oder der Herzkranzgefäße kommen.

Boost- und Teilbestrahlung

Nach brusterhaltender Therapie wird die gesamte Brust bestrahlt, bei niedrigem Rückfallrisiko manchmal auch nur ein Teil der Brust. Am Ende der Therapie erfolgt oft noch eine gezielte Boost-Bestrahlung im Bereich, in dem der Tumor saß – eine erhöhte Dosis, damit auch wirklich jede noch so hartnäckig am Leben hängende Krebszelle ihr Ende findet. Die Leitlinien empfehlen den Boost inzwischen bei allen Patientinnen unter 50 Jahren; darüber nur bei höherem Rückfallrisiko.

Wurde die Brust entfernt und eine Bestrahlung ist trotzdem notwendig, bekommen die operierte Brustwand und die gesamte OP-Narbe eine Bestrahlungsbehandlung. Je nach Befund müssen eventuell auch die Lymphabflusswege mitbestrahlt werden.

Intraoperative Bestrahlung und Brachytherapie

In manchen Kliniken wird die zusätzliche Bestrahlung während der OP angeboten. Bei der IORT (intraoperativen Strahlentherapie) oder der Intrabeam-Methode wird das Bett des Tumors, nachdem er entfernt wurde, mit einer hohen Dosis bestrahlt. Sie ersetzt nicht die anschließende Strahlentherapie, sondern ergänzt diese und kann sie etwas verkürzen. Studien deuten darauf hin, dass die zusätzliche Bestrahlung während der OP das Risiko eines Rückfalls noch weiter senkt. Sie ist aber nur unter bestimmten Voraussetzungen anwendbar: Unter anderem darf es sich um keinen G3-Tumor handeln, und der Tumor darf nicht größer als drei Zentimeter sein. In wenigen Jahren könnte es möglich sein, dass die Bestrahlung während der OP die mehrwöchige Strahlentherapie ersetzen kann. Momentan ist das noch Zukunftsmusik, aber entsprechende Studien laufen.

Eine weitere Therapie-Option: die Brachytherapie. Mehrere dünne Plastikschläuche werden unter Vollnarkose in den Bereich des ehemaligen Tumors platziert, durch die die Strahlenquelle eingeführt wird. Die Brachytherapie ist schonender als die Bestrahlung der ganzen Brust, kommt als Alternative aber nur infrage bei niedrigem Rückfallrisiko. Bei hohem Risiko kann sie im Anschluss an die reguläre Bestrahlung als Wirkungsverstärkung von Vorteil sein. Frauen, die bereits einen Rückfall haben und bei denen bei der erneuten OP die Brust weiter erhalten werden soll, sind ebenfalls Kandidatinnen für diese Art der Bestrahlung.

Frage deinen Radioonkologen, welche Methode für dich infrage kommt, abgesehen von der »ganz normalen« Bestrahlungstherapie.

Wissens-Bonbons

- Du hast nach der Strahlentherapie auf der bestrahlten Seite eine Achselglatze? Das ist nicht ungewöhnlich; aber auch hier kommen die Haare irgendwann wieder.
- Wenn du einen Herzschrittmacher oder Defibrillator trägst, ist eine Bestrahlungstherapie möglich. Es müssen in der Klinik aber besondere Vorkehrungen getroffen werden, daher informiere deinen Arzt beim Aufklärungsgespräch.

Vor der ersten Bestrahlung hatte ich gehörigen Respekt – dabei hatte ich ja gerade eine Chemotherapie hinter mir. Wie immer: die Angst vor dem Unbekannten … Aber am Ende stellte sich heraus, für mich war die Bestrahlungstherapie im Vergleich zur Chemo ein Spaziergang – keine Verbrennungen, lediglich ein Hautausschlag machte sich am Ende der Bestrahlungsphase auf meinem Dekolleté breit. Und besonders in der ersten Woche war ich recht müde. Die Haut im Bestrahlungsareal färbte sich über die Wochen hinweg dunkler, diese Bräune war aber nicht von Dauer. Natürlich ist das kein Maßstab, bei jedem kann sich diese Therapie anders auswirken. Ich habe darauf bestanden, die hypofraktionierte Bestrahlung zu erhalten; mir wurde zuerst die reguläre Variante angeboten, die mich zwei Wochen länger beschäftigt hätte.

Antihormontherapie: Adieu, Östrogen

Dieses Unterkapitel ist für dich nur relevant, wenn dein Tumor hormonabhängig ist, also über Rezeptoren für Östrogen und Progesteron verfügt.

Etwa drei Viertel aller von Brustkrebs Betroffenen dürfen sich freuen, denn ihr Befund lautet: »Hormonrezeptor-positiv«. Freude klingt in diesem Kontext vielleicht etwas zynisch, aber der Tumor ist dadurch besser behandelbar. Auch wenn bereits Metastasen vorliegen, die Krankheit also chronisch geworden ist, kommen Antihormonpräparate zum Einsatz, dann in Kombination mit weiteren Medikamenten wie CD4/6- oder mTOR-Hemmern.

Rezeptoren sind Andockstellen am Tumor. Verfügt ein Tumor über solche, ist er hungrig nach Hormonen – und genau an dieser Stelle setzt die Antihormontherapie an. Dem gierigen Kerl wird sprichwörtlich das Futter entzogen. Das funktioniert über verschiedene Mechanismen, je nach Medikament: Entweder werden die Rezeptoren blockiert, oder die Produktion der Hormone wird gehemmt, sodass die »Futteranlieferung« versiegt. Je mehr Rezeptoren vorhanden sind, umso hungriger ist der Tumor – aber umso angreifbarer für die Antihormontherapie.

Die Antihormontherapie ist normalerweise der letzte Schritt am Ende der Akuttherapie. In bestimmten Fällen kann sie aber auch schon vor der OP gegeben werden, um das Ansprechen des Tumors auf die Antihormontherapie zu überprüfen – je mehr der KI-67-Wert dadurch sinkt (der Marker für das Tempo der Tumorwachstums), umso besser die Wirkung.

Die Art und Dauer der Antihormontherapie legt das Tumorboard fest. Bist du zum Zeitpunkt der Diagnose noch nicht in den Wechseljahren, beträgt die Standard-Therapiedauer fünf Jahre – bei hohem Rückfallrisiko hatte sich gezeigt, dass die Verlängerung auf zehn Jahre einen noch besseren Schutz bietet. Neuesten Erkenntnissen zufolge reichen bei Frauen, die Brustkrebs nach der Menopause bekamen, sieben Jahre aus.

Die Therapie wirkt systemisch, also auf den ganzen Körper. In der Regel bedeutet diese Therapieempfehlung für dich, über Jahre hinweg täglich Tabletten einzunehmen. Auch diese Therapie kann mit so einigen Nebenwirkungen aufwarten – mehr dazu im nächsten Kapitel.

Die Antihormontherapie kann bereits während der Bestrahlung starten, nicht jedoch während einer Chemo. Welches Präparat verwendet wird, hängt davon ab, ob du zum Zeitpunkt der Diagnose noch vor den Wechseljahren stehst oder sie schon hinter dir hast.

Wenn du eine Chemotherapie hinter dir hast und noch nicht in den Wechseljahren bist, ist die Wahrscheinlichkeit groß, dass deine Eierstöcke durch die Zellgifte so geschädigt sind, dass sie keine

Hormone mehr produzieren. Bei einem hormonempfindlichen Tumor wäre das von Vorteil – falls noch ein Kinderwunsch besteht, natürlich nicht. Anhand einer Blutanalyse kann überprüft werden, ob die Eierstöcke noch aktiv sind oder nicht. Sie können sich noch nach vielen Monaten nach der Chemo erholen, sodass man diese Werte nicht nur einmal überprüfen sollte. Der beste Beweis, dass sie wiederauferstanden sind, ist natürlich die Rückkehr der Menstruation.

Der bunte Strauß an Medikamenten der Antihormontherapie umfasst Tamoxifen, Aromatasehemmer, GnRH-Analoga und Fulvestrant. Aber wer bekommt was, und wie lange?

Tamoxifen

Tamoxifen blockiert die Östrogenrezeptoren, sodass die körpereigenen Östrogene dort nicht mehr andocken können. Hat ein Tumor viele Östrogenrezeptoren, wird durch Tamoxifen also gezielt sein Wachstum gehemmt. Das Präparat wird in Tablettenform verabreicht. Tamoxifen senkt das Risiko, erneut an Brustkrebs zu erkranken, um etwa 30 bis 40 Prozent – und das Risiko, in der gesunden Brust einen Tumor zu entwickeln, um knapp die Hälfte. Auch wenn die Nebenwirkungen zum Teil nicht ohne sind, sind die Zahlen doch recht überzeugend.

Tamoxifen hat einen »Carry-over-Effekt« – seine Wirkung besteht auch noch Jahre nach Ende der Einnahme. Sprudeln die Hormone noch üppig und das Risiko für einen Rückfall ist dadurch erhöht, wird die Kombination mit GnRH-Analoga empfohlen. Diese schalten die Hormonproduktion in den Eierstöcken aus, nach dem Motto: »nichts senden, nichts empfangen« soll so der Tumor quasi ausgehungert werden. Bei Patientinnen, die die Wechseljahre bereits hinter sich haben, wird Tamoxifen unter Umständen ebenfalls eingesetzt, manchmal mit anschließender Umstellung auf einen Aromatasehemmer – oder auch umgekehrt.

Genetisch bedingt können rund acht Prozent aller Betroffenen Tamoxifen nicht richtig verstoffwechseln, was einen zu niedrigen Wirkstoffspiegel zur Folge haben kann. Die Tamendox-Studie untersucht, ob die Zugabe des Wirkstoffes Endoxifen dieses Problem lösen kann – zum Zeitpunkt des Druckes dieses Buches war die Studie jedoch noch nicht ausgewertet.

Tamoxifen wird in der Leber hauptsächlich über das CYP2D6-Enzym verstoffwechselt. Es gibt Tests, die die Aktivität des Enzyms darstellen können – ihre Aussagekraft ist bisher aber umstritten, sie sind teuer und bisher keine Kassenleistung. Weniger bekannt ist die Option, den Tamoxifenspiegel und den seiner Stoffwechselprodukte im Blut untersuchen zu lassen – einige Labore in Deutschland bieten dies an, und die Kasse bezahlt den Test. Mindestens sechs Wochen lang sollte man Tamoxifen aber bereits genommen haben. Die Dosis des Medikaments kann dann gegebenenfalls erhöht werden.

Während der Therapie gibt es einiges zu beachten: Baldrian- und Johanniskrautpräparate sowie Grapefruit vertragen sich nicht mit Tamoxifen. Es gibt auch Medikamente, die das CYP2D6-Enzym hemmen: einige Antidepressiva und viele Betablocker. Auch wenn Letztere nicht explizit im Beipackzettel aufgeführt sind, haben sie jedoch auch eine gewisse Hemmungswirkung auf das Enzym, das Tamoxifen zum Arbeiten benötigt. Wer auf Nummer sicher gehen will, sollte seinen Arzt nach einem Betablocker fragen, der diese Wirkung nicht hat – das ist zum Beispiel Bisoprolol. Tamoxifen kann zudem die Wirkung von Gerinnungshemmern verstärken.

In einigen Fällen entwickelt der Körper nach längerer Einnahme eine Resistenz gegen Tamoxifen, es kann somit nicht mehr wirken. Dafür existiert noch kein Test, Forscher der Uni Regensburg haben jedoch 2021 einen Biomarker entdeckt, der Rückschlüsse auf eine Resistenz ermöglichen könnte – aktuell wird daran weitergeforscht.

Aromatasehemmer

Diese Wirkstoffe arbeiten anders als das Tamoxifen – sie blockieren keine Rezeptoren, sondern hemmen ein Enzym: die Aromatase. Ihr Job ist die Produktion von Östrogen in Muskel- und Fettgewebe. Denn auch wenn die Wechseljahre schon vorbei sind, so ganz ohne Östrogen ist Frau nie.

Aromatasehemmer kommen daher zum Einsatz, wenn die Wechseljahre bereits durchlaufen sind, also keine Hormonproduktion mehr in den Eierstöcken stattfindet – aber auch bei jüngeren Patientinnen, bei denen mit GnRH-Analoga die Eierstockfunktion ausgeschaltet wurde.

Wechselwirkungen gibt es hier wenig relevante. Aromatasehemmer senken die Zahl der Todesfälle durch Brustkrebs innerhalb von zehn Jahren um 40 Prozent – im Vergleich zu Patientinnen, die keine antihormonelle Therapie durchführen. Die Zahl der Rückfälle lässt sich um etwa ein Viertel senken. Auch für Aromatasehemmer konnte der »Carry-over-Effekt« nachgewiesen werden – die Wirksamkeit reicht Jahre über das Therapieende hinaus.

Weil das Risiko für eine Osteoporose (Knochenbrüchigkeit) unter Aromatasehemmern zunimmt, werden zusätzlich Bisphosphonate eingesetzt – Medikamente als Infusion oder Tabletten, die den Knochen stabilisieren. Aber nicht nur das: In einer Metaanalyse fanden die Wissenschaftler heraus, dass dadurch die Rate an Knochenmetastasen um 28 Prozent, die Rückfallrate um 14 Prozent und die Sterblichkeit binnen zehn Jahren um 18 Prozent gesenkt wird.[vi] Ob diese Therapie nötig ist, zeigt eine Knochendichtemessung. Laut einer Studie aus dem Jahr 2021 bringt eine fünfjährige Bisphosphonat-Therapie gegenüber einer zweijährigen keinen Vorteil.[vii] Eine mögliche Alternative ist das Antikörper-Medikament Denosumab. Welche Methode die bessere ist, lässt sich aktuell noch nicht sagen, verschiedene Studien erbrachten unterschiedliche Ergebnisse.

Auch Frauen vor den Wechseljahren, die Aromatasehemmer in Kombination mit GnRH-Analoga erhalten, sollten ihre Knochendichte im Auge behalten und mit dem Arzt über diese Therapiemöglichkeit sprechen.

GnRH-Analoga

Die eben schon erwähnten GnRH-Analoga sind Präparate, die als Depot unter die Haut gespritzt werden. Die Abkürzung steht für »Gonadotropin-Releasing-Hormon« – ein Botenstoff, der über Umwege die Reifung der Eizelle und die Bildung von Östrogen verhindert. Werden diese Präparate abgesetzt, können die Eierstöcke wieder zu neuem Leben erwachen. GnRH-Analoga werden entweder während einer Chemotherapie gegeben, um die Eierstöcke bei jungen Frauen zu schützen, oder sie werden mit Tamoxifen oder Aromatasehemmern kombiniert, um das Risiko für ein Rezidiv bei jüngeren Betroffenen zusätzlich zu senken.

GnRH werden monatlich oder alle drei Monate gespritzt. Bei jüngeren Frauen kann es sinnvoll sein, die Spritze monatlich zu geben, da die Unterdrückung der Eierstockfunktion gegen Ende der Dreimonatsfrist eventuell nicht mehr sicher funktioniert.

Fulvestrant

Fulvestrant wird als monatliche Spritze gegeben und wirkt wie Tamoxifen als Östrogenrezeptor-Blocker. Zusätzlich hat das Medikament aber auch die Fähigkeit, diese Rezeptoren zu schädigen. Fulvestrant kommt zum Einsatz, wenn die Erkrankung bereits fortgeschritten ist oder sich Metastasen entwickelt haben. Mit eingeschränkter Leberfunktion darf man das Präparat nicht nutzen. Es ist kombinierbar mit zielgerichteten Medikamenten wie CDK4/6-Hemmern.

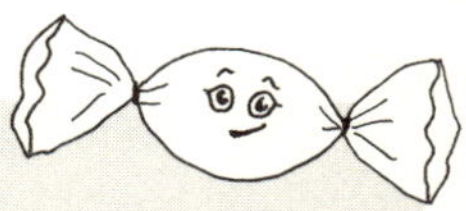

Wissens-Bonbons

- Tamoxifen kann die Menstruation unterdrücken, muss aber nicht. Sprich es bei deinem Arzt an, wenn die Tage nach längerer Zeit wiederkommen, da dann eventuell – je nach Befund – zusätzlich ein GnRH-Analogon notwendig wird.
- Studien haben gezeigt, dass es für eine Antihormontherapie prognostisch günstiger ist, wenn der Tumor über Progesteron-Rezeptoren verfügt.[viii] Welche Rolle die Rezeptoren aber genau spielen, ist noch nicht eindeutig geklärt – Tamoxifen blockiert ja lediglich die Östrogenrezeptoren.
- Nahrungsergänzung mit Isoflavonen (etwa Rotklee oder Sojakapseln) können den Hormonspiegel während der Therapie beeinflussen und sind daher tabu. Bei Soja in der Nahrung ist sich die Wissenschaft weiter uneins, ob sie nun schaden oder gar schützen – im Zweifel weglassen oder deutlich reduzieren.

Tumorimpfung: Schulung fürs Immunsystem

Eine Begleittherapie oder auch Alternative zu Chemo und Bestrahlung kann die Tumorimpfung darstellen – wenn man sie sich leisten kann. Krebszellen haben die Eigenart, sich vor dem Immunsystem verstecken zu können. Durch die Tumorimpfung wird das Abwehrsystem darin geschult, die Krebszellen als bösartig zu erkennen und sie zu zerstören. Für die Herstellung des Impfstoffes ist Gewebe aus dem Tumor nötig sowie eine Blutprobe. Aus dem Blut werden dendritische Zellen gewonnen, Wachposten des Immunsystems, die im Labor mit der Tumorinformation »beladen« werden und diese dann dem Immunsystem vorführen, welche Zellen zerstört werden sollen. Ist kein Tumorgewebe verfügbar, können auch aus dem Blut Tumorantigene gewonnen werden. Die Methode wird derzeit nur im Rahmen von Studien oder von einigen wenigen Laboren angeboten. Der Haken: Die Herstellung ist sehr aufwendig, die Impfung muss mehrfach durchgeführt werden, und jede einzelne kostet bis zu 15 000 Euro – Kosten, die die Kassen nicht erstatten. Infos unter immunetherapy.net, labor-gansauge.de und iozk.de.

3
KOMPLEMENTÄRMEDIZIN: DEIN AKTIVER BEITRAG ZUR THERAPIE

»Komplementär – den anderen, das andere ergänzend«, so steht es im Wörterbuch. Und genau das sollen die Maßnahmen der Komplementärmedizin: die Therapien ergänzen, nicht ersetzen – vor allem, um die schulmedizinische Therapie verträglicher zu machen und die Lebensqualität zu verbessern. Damit unterscheidet sie sich von der Alternativmedizin, die meist andere Wege, abseits der wissenschaftlich basierten Medizin propagiert.

Nicht alles funktioniert für jeden, und es ist natürlich bequemer und auch kostengünstiger, sein Schicksal ausschließlich in die Hände der Ärzte und der Schulmedizin zu legen. Wer Wert darauf legt, ganzheitlich und bestmöglich durch die Therapie zu kommen, der ist in diesem Kapitel richtig. Es gibt nicht den »einen« Weg durch die Therapie, der immer und für alle passt – jeder darf und sollte seinen oder ihren eigenen gehen. Wichtig ist, von diesem absolut überzeugt zu sein.

Dabei muss es aber gar nicht kompliziert oder teuer sein: Die bekanntesten komplementärmedizinischen Therapien sind Bewegung und ausgewogene Ernährung.

Aber auch viele Tipps im Kapitel »Nebenwirkungen« entstammen der Komplementärmedizin.

Qualitätsgesicherte Informationen zur Komplementärmedizin in der Krebstherapie fehlten bisher – im Juli 2021 erschien hierzu erstmals eine Leitlinie. Allerdings betonen die Autoren, dass es zu einigen Methoden einfach bisher zu wenig Forschung gibt. Mehrere onkologische Spitzenzentren prüfen aber derzeit, wie Beratung zur

Komplementärmedizin in die Versorgung von Krebspatienten integriert werden kann.

Komplementär versus alternativ

Die Begriffe »komplementär« und »alternativ« werden manchmal gleichberechtigt verwendet. Der Unterschied: Viele Maßnahmen der komplementären Medizin sind wissenschaftlich fundiert, die Wirkung ist also in Studien nachgewiesen. Verdächtig wird es, wenn für alternative Therapien klare Heilversprechen abgegeben werden, sie angeblich komplett nebenwirkungsfrei sind oder wenn sie schulmedizinische Maßnahmen ersetzen sollen. Auch einseitige Krebsdiäten schaden meist mehr, als sie nützen.

Durch die Komplementärmedizin können Betroffene selbst aktiv zur Genesung beitragen – allein schon das Gefühl, nicht ausgeliefert zu sein, kann dich durch die Therapie tragen. Noch weiter geht die Integrative Onkologie, in der Schulmedizin und Naturheilkunde Hand in Hand gehen – bisher wird sie aber erst an wenigen Kliniken in Deutschland praktiziert. Vorreiter ist hierbei die Fachklinik für Naturheilkunde und Integrative Medizin an den Kliniken Essen-Mitte; hier kommen bei Brustkrebspatientinnen zum Beispiel Akupunktur und Leberwickel zum Einsatz.

Auf keinen Fall solltest du eigenmächtig irgendwelche Präparate in Eigenregie zu dir nehmen, denn sie können Chemo und Bestrahlung beeinträchtigen. Komplementärmedizin und Naturheilkunde, die dazugehört, mögen sanft klingen, sind aber hochwirksam und gehören in die Hände eines Experten. Eine Absprache mit dem Arzt ist daher wichtig. Eine Anmerkung hierzu: Onkologen kennen sich nicht mit allen komplementärmedizinischen Maßnahmen aus, es ist ja auch nicht ihr primäres Arbeitsgebiet, wenn sie keine Zusatzausbildung haben – so wird dann aus Sicherheitsgründen schon mal eine begleitende Therapie abgelehnt, auch wenn sie zur Linderung der Nebenwirkungen hilfreich wäre. Manche Kliniken haben aber inzwischen eigens dafür eingerichtete Komplementär-Sprechstunden. Einen Beratungstermin dort musst du als Kassenpatientin meist selbst zahlen, es kann aber gut investiertes Geld sein – abgesehen davon, hält sich der Betrag für solch eine Beratung wirklich in Grenzen.

Weiterführende Informationen liefert das Kompetenznetz Komplementärmedizin in der Onkologie unter kompetenznetz-kokon.de und der Verein für Biologische Krebsabwehr: biokrebs.de.

In Bewegung bleiben

Bevor du an schweißtreibende Runden im Boxring oder gar an einen Triathlon denkst: Vergiss es. Hier geht es nicht ums Auspowern, um Leistungsdruck. Schon mit Spaziergängen kann man eine Menge erreichen – wichtig ist: Der Kreislauf kommt in Schwung, und die Muskeln sind in Bewegung. Dass Sport den Krankheitsverlauf positiv beeinflusst, ist wissenschaftlich nachgewiesen: Die Gefahr eines Rezidivs sinkt, und zwar deutlich. Rund 700 Studien weltweit belegen die Wirkung. Der Effekt erklärt sich unter anderem damit, dass die Anregung der Durchblutung den Krebszellen gar nicht gefällt; außerdem sind sie regelrecht zuckersüchtig, ihre Droge wird aber durch Sport verstärkt abgebaut.

Auch therapiebedingte Nebenwirkungen bessern sich durch Bewegung – besonders gut ist die Wirkung bei der Fatigue erforscht. »Schön und gut, ich liege hier aber mit Brummschädel und Brechreiz auf der Couch« – es spricht ja auch nichts gegen ein paar Tage Schonung direkt nach den Chemo-Infusionen; wichtig ist, auf den eigenen Körper zu hören. Aber selbst wenn du es in den Tagen danach nur einmal im Schneckentempo um den Häuserblock schaffst oder ein paar Dehnübungen, ist das besser als nichts. Und noch ein schöner Effekt: Durch die körperliche Aktivität gewinnst du Vertrauen in deinen Körper zurück.

Nordic Walking, Joggen, Schwimmen oder Yoga eignen sich besonders gut – die Laune steigt, der Schlaf wird besser. Und noch etwas Positives, wenn dein Tumor hormonabhängig ist: Sport senkt den Östrogenspiegel und damit die Futterzufuhr für den Krebs.

Die positive Kraft des Yoga

Gastbeitrag von Kathrin Winkel, Yogalehrerin in Wiesbaden (Yoga Zenzation)

Die positive Kraft des Yoga, einer jahrtausendealten Lehre aus Indien, ist heute lebendiger und aktueller denn je. Nicht ohne Grund breitet sich Yoga in unserer Gesellschaft immer mehr aus. Es ist die wunderbare Kombination aus Asanas, also bestimmten Körperstellungen, und Atemübungen, die sich positiv auf Körper, Geist und Seele auswirken.

Yoga bedeutet neben der Stärkung und Flexibilisierung des Körpers vor allem das Ankommen im Hier und Jetzt. Spüren, dass sich mit jedem Atemzug alles verändern kann. Lebensfreude erleben, selbst wenn die äußeren Umstände des Alltags herausfordernd sind. Meditation unterstützt dabei das Zur-Ruhe-Kommen und den Blick auf das Innere.

Yoga kann bei Brustkrebs-Patientinnen helfen, verhärtetes oder vernarbtes Gewebe zu lockern und insgesamt ein neues Körperbewusstsein zu erlangen. Auch den Lymphabfluss kann Yoga bei Lymphödemen unterstützen. Mit einer regelmäßigen Yogapraxis schulst du außerdem deine Fähigkeit wahrzunehmen, was dir im Leben guttut und was nicht. Du wirst achtsamer und kannst deine Grenzen besser wahren – dringend notwendige Ressourcen, um aus einer schweren Erkrankung heraus deinen Weg zu finden. Kraftvolle Affirmationen und positive Visualisierung deiner gewünschten Lebensumstände können dazu beitragen, dich innerlich zu stärken und immer wieder auszurichten auf das, wo du hinmöchtest. Beides verbinde ich in meinen Yogastunden miteinander und erlebe, wie gut dies meinen Yogis tut.

Lass dich mit Yoga mehr und mehr zu deinem Inneren führen und integriere die Yogapraxis in deinen Alltag. Du wirst die positiven Effekte der tiefen Atmung in Verbindung mit Körperübungen sehr bald spüren – ganz egal, wo du gerade im Leben stehst. Komm mit auf eine wundervolle Reise zu dir selbst und entdecke (wieder) deine Kraft und dein Potenzial, alles im Leben zu schaffen. Ich wünsche dir für deinen Weg alles Liebe!

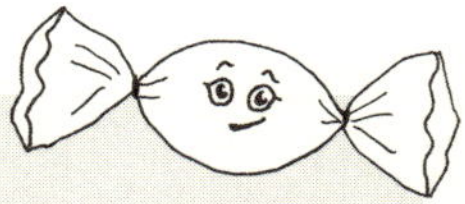

Wissens-Bonbon

Auf der Infoplattform selpers.com, unter mammayoga.de und daskwort.de findest du Yoga- und Entspannungs-Videokurse, speziell für Brustkrebs-Betroffene.

Ernährung: Ein unterschätzter Therapiebaustein

Vom Urvater der Medizin, Hippokrates, stammt der bekannte Satz: »Eure Nahrung sei eure Medizin und eure Medizin sei eure Nahrung«. Will sagen: Es ist ganz und gar nicht egal, was du in deinen Körper hineinfüllst. Und erst recht nicht in der jetzigen Situation. Der Körper braucht während der Therapie erst recht Nährstoffe und gute Nahrungsmittel, denn die Rosskur verlangt ihm extrem viel ab. Falls amerikanische Fast-Food-Ketten deine Hauptanlaufstelle sind: Jetzt ist ein guter Zeitpunkt, einen neuen Weg einzuschlagen.

»Essen Sie, was Ihnen schmeckt«, so lautet oftmals der Rat der Ärzte für die Zeit der Therapie – falls sich der Arzt überhaupt dazu äußert, denn dem Thema Ernährung wird immer noch zu wenig Bedeutung beigemessen. Sichtbar wird das ja auch daran, was einem als Patient im Krankenhaus vor die Nase gestellt wird. Dieser gut gemeinte Satz jedenfalls klingt einfach zu sehr nach Freifahrtschein für Schweinshaxe, Chipstüte und tonnenweise Zucker. Ein paar Aspekte gibt es nämlich schon zu beachten – die Empfehlungen gehen unter anderem auf den World Cancer Research Fund zurück, und auch die Deutsche Krebshilfe orientiert sich daran. Den Krebs einfach wegfuttern? Schön wär's: Eine Krebsdiät, die die Erkrankung heilt, gibt es nach heutigem Stand der Wissenschaft nicht, auch wenn manch Anbieter solch einer Diät einen anderen Eindruck vermittelt. Eine längere Fastenkur oder eine einseitige Ernährung dürfte während der Therapie ohnehin eher schaden als nützen.

Empfehlenswerte Ernährung im Überblick

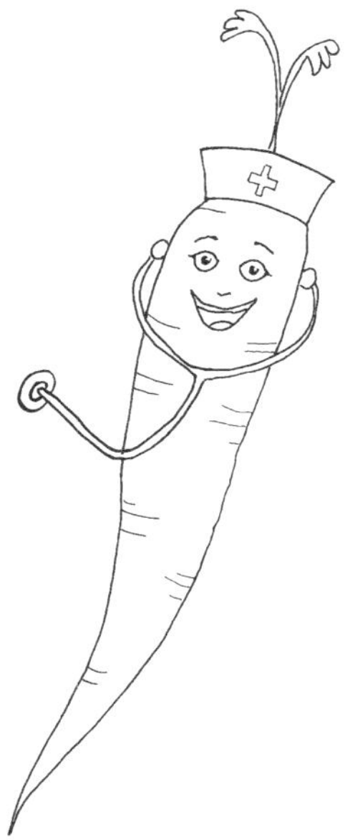

Zusammengefasst für Schnellleser: Deine Ernährung sollte ausgewogen sein, sprich querbeet durchs Nahrungsmittelangebot – also nicht wochenlang ausschließlich Brokkoli essen, weil er gesund ist. Der Körper benötigt jetzt alle Nährstoffe, die er kriegen kann, aus unterschiedlichen Quellen. Eine gute Mischung ist die sogenannte mediterrane Kost mit Fokus auf Gemüse, Obst, Vollkornprodukte und Hülsenfrüchte. Gönne deinem Körper eine erhöhte Eiweißzufuhr, bevorzugt aus pflanzlichen Quellen, und gesunde Fette wie Oliven- oder Hanföl. Nimm möglichst wenige stark verarbeitete Lebensmittel mit künstlichen Zutaten zu dir, wenig Alkohol, Fleisch und Zucker. Auch leere Kohlenhydrate aus Weißmehl, weißem Reis oder Kartoffeln sollten stark eingeschränkt werden. Viel trinken, am besten Wasser. Und: Lass dir nicht die Freude am Essen nehmen, die Dosis macht das Gift.

Eiweiß fürs Immunsystem

Und nun etwas ausführlicher: Der Eiweißbedarf ist bei Krebspatienten erhöht, Eiweiß ist ein wichtiger Baustein für das Immunsystem. Fleisch ist eiweißreich – wenn schon Fleisch, dann iss besser weißes, von Huhn oder Fisch; rotes Fleisch von Rind oder Schwein begünstigt Herz-Kreislauf- und Krebserkrankungen. Fettreicher Fisch wie Lachs oder Hering ist reich an Omega-3-Fettsäuren, die entzündungshemmend wirken. Insgesamt wird aber empfohlen, tierisches Protein zu reduzieren, zugunsten einer pflanzenbasierten Ernährung. Gute Alternativen oder Ergänzungen sind: Eier, Milchprodukte (Einschränkung siehe nächster Punkt!), Haferflocken, Hülsenfrüchte (auch in Form von Hummus), Nüsse und Samen. Du kannst dir auch einen Eiweißshake mixen – hier empfiehlt sich eine pflanzenbasierte

Variante: pflanzliches Proteinpulver in Reis- oder Mandelmilch eingerührt, beides ist im Drogeriemarkt erhältlich. Dazu zum Beispiel eine Banane, und ab in den Mixer.

Milchprodukte – ja oder nein?

Bei Milchprodukten scheiden sich die Geister: Ist der weiße Eutersaft denn nun gesund oder nicht? Die Deutsche Krebshilfe empfiehlt Milchprodukte für jeden Tag, die AGO (Arbeitsgemeinschaft Gynäkologische Onkologie) mäßigen Verzehr der fettarmen Varianten. Die Studienlage ist bisher nicht eindeutig; eine Studie aus dem Jahr 2020 zeigt aber auf, dass schon eine Tasse Milch am Tag das Brustkrebsrisiko um 50 Prozent steigert.[ix] Der Wissenschaftsjournalist Bas Kast hat für seinen Bestseller »Der Ernährungskompass« über mehrere Jahre Tausende Studien über Nahrungsmittel ausgewertet – und lässt an der Milch kaum ein gutes Haar. Ausnahmen gelten nur für Joghurt und Käse, da durch die Fermentation der negative Effekt offenbar ausgeschaltet wird. Sein Fazit: Die Aminosäuren der Milch aktivieren im Körper diverse »Wachstumsschalter« – was bei einem Kälbchen Sinn macht, gerade in der Situation mit Krebs aber ganz und gar nicht. Angewiesen ist der Körper jedenfalls nicht auf die Milch, auch wenn gern mit der Kalziumzufuhr argumentiert wird: In vielen Gegenden der Welt wie beispielsweise in weiten Teilen Asiens wird keine Milch konsumiert, und dort gibt es trotzdem weitaus weniger Osteoporose-Betroffene als bei »uns«. Da fragt man sich doch: »Ja was denn nun?« Im Zweifel: lieber verzichten oder den Verzehr stark reduzieren.

Pflanzliche Nahrung

Gemüse sollte reichlich auf dem Teller liegen – »bunt ist gesund«! Mit Zucchini, Spinat und Co. kann wirklich verschwenderisch gekocht werden; ein »Zuviel« gibt es beim Gemüse nicht. Außerdem haben einige Gemüse- oder Kräutersorten einen Zusatznutzen, zum Beispiel Brokkoli: Er enthält Sulforaphan, das laut Studien unter anderem den Signalweg blockieren kann, der Tumorstammzellen resistent gegen Chemo-Medikamente macht.[x] Knoblauch kann Krebszellen abtöten, Kurkuma wirkt krebshemmend – aber Achtung: Das Gewürz kann die Wirkung von Krebsmedikamenten herabsetzen.

Avocados sind wahre Fettbomben – aber mit Fett von der gesunden Sorte; sie sättigen und sind auch bei Problemen mit der Mundschleimhaut gut zu essen. Blähendes wie Rosenkohl oder Linsen kann problematisch sein, da auch die Darmschleimhaut durch eine Chemo angegriffen wird. Achtung bei hormonabhängigem Brustkrebs und Sojaprodukten: Ihre Rolle bei der Beeinflussung des Hormonstoffwechsels ist bisher nicht klar – teils wird davor gewarnt, teils heißt es, die Isoflavone aus der Sojapflanze könnten sogar schützen. Von einer Portion Tofu ab und an im Lieblingsgericht beim Asiaten dürfte aber wahrscheinlich keine Gefahr ausgehen.

Auch Obst steckt voller Vitamine und Spurenelemente. Besonders Beeren sind unsere Freunde: Die dunklen Farbstoffe in den Früchten, die Anthocyane, und Krebszellen mögen sich nicht leiden. Himbeeren und Brombeeren sind zudem reich an Ellagsäure, die in Untersuchungen an Zellen und an Tieren eine Metastasierung verhindern konnte und die Empfindlichkeit der Tumorzellen gegenüber Chemo und Bestrahlung erhöhte.[xi]

Und hier kommt wieder ein »Aber«: Smoothies verkleiden sich als gesunde Vitaminbombe, sind aber wahre Zuckerkanonen. Meist ist kein Zucker zugesetzt, aber Fruchtzucker aus sehr viel Obst schießt durch die flüssige Konsistenz direkt ins Blut und lässt den Insulinspiegel schnell ansteigen – ein sehr ungesunder Mechanismus. Besser: dein Lieblingsobst genüsslich kauen. Denn hier liegt der Zucker im natürlichen Verbund mit Ballaststoffen vor und kann, in normalen Mengen verzehrt, keinen Schaden anrichten.

Und noch ein »Aber«: Grapefruit in jeglicher Form, also als Frucht oder als Saft, solltest du tatsächlich strikt meiden; sie hemmt ein bestimmtes Enzym im Stoffwechsel – dadurch können unter anderem Nebenwirkungen der Chemotherapie verstärkt werden. Auch bei der Antihormontherapie mit Tamoxifen sollte man auf die herben Früchte verzichten; bei Aromatasehemmern ist die Datenlage bisher noch unklar.

Zucker und Genussmittel

Einigkeit herrscht beim Thema »Zucker«, auch wenn die Nahrungsmittelindustrie uns anderes glauben machen möchte: Die Extra-Süße in Lebensmitteln schadet der Gesundheit. Die World Health Organisation WHO hat ihre Empfehlungen für die maximale Tagesmenge an zugefügtem Zucker vor einigen Jahren sogar von 50 auf 25 Gramm herunterkorrigiert. Wer im Supermarkt bei einem Fruchtjoghurt auf die Mengenangaben schaut, wird feststellen, dass er mit einem großen Becher schon den High Score knackt. Zu viel Zucker macht dick und krank, das ist unbestritten. Der Körper benötigt keinen Industriezucker, seine Energie bezieht er aus der normalen Ernährung. Eine US-Studie von 2016 zeigt an Mäusen, dass hoher Zuckerkonsum Brustkrebs begünstigt.[xi] Was der Biochemiker und Nobelpreisträger Otto Warburg schon vor 100 Jahren beschrieb: Krebszellen lieben Zucker. Wie man sie aushungern kann, ist Gegenstand der Forschung – das Problem bisher: Die Zellen können Schlupflöcher finden und sich die Energie anderweitig besorgen.

Das Glas Wein zum Essen, das Bierchen am Abend – gut möglich, dass es dir während der Therapie nicht mehr gut bekommt. Am Chemo-Tag selbst und zwei bis drei Tage danach sollte man aber wirklich darauf verzichten, denn sonst kann der Alkohol mit den Begleitmedikamenten interagieren. Ganz abgesehen davon: Alkohol ist ein Risikofaktor für Krebs. Da der Krebs nun schon mal da ist, also ein Grund mehr, den Konsum zu überdenken.

Gegen das Käffchen am Morgen spricht nichts; der braunen Brühe wird sogar eine gewisse Schutzwirkung gegen Brustkrebs nachgesagt. Sollte die Magenschleimhaut durch die Therapie angegriffen sein, macht eine Pause vom Kaffeekonsum Sinn, denn er verstärkt diese Problematik oft nur.

Und ganz allgemein …

Viel trinken ist jetzt noch wichtiger als ohnehin schon – am besten Kräutertee, Wasser, stark verdünnte Säfte. Was auch sonst gesund ist, gilt jetzt besonders: Lebensmittel möglichst unverarbeitet, alles andere mit einer endlosen Zutatenliste sollte misstrauisch machen.

Bio-Qualität ist zu bevorzugen, da diese Lebensmittel keine schädlichen Pestizide enthalten. Gedämpftes oder gedünstetes Essen ist für Magen und Darm während der Therapie besser verträglich als scharf angebratenes oder gegrilltes. Auch zu fettes Essen wird oft nicht gut vertragen. Wenn du merkst, dass du an Gewicht verlierst oder dir das Essen zunehmend schwerfällt, sprich deinen Arzt darauf an. Achte auf Hygiene beim Kochen – faule und schimmelige Stellen solltest du nicht ausschneiden, sondern lieber komplett entsorgen.

Exkurs: Übergewicht und Gewichtsverlust

Das Risiko für ein Rezidiv oder Metastasen steigt, wenn die Waage zu viele Pfunde anzeigt – das ist durch Studien belegt. So haben zum Beispiel dänische Wissenschaftler fast 19 000 Brustkrebspatientinnen nach ihrer Therapie über 30 Jahre verfolgt. Langfristig hatten übergewichtige Frauen im Vergleich zu Normalgewichtigen ein um 46 Prozent erhöhtes Risiko, innerhalb von zehn Jahren nach der Therapie Metastasen zu entwickeln. Das ist eine recht eindeutige und erschreckende Zahl – und vielleicht ein hilfreicher Klaps, mit einer Ernährungsumstellung zu beginnen. Der Hausarzt oder die Krankenkasse sind Ansprechpartner für eine professionelle Ernährungsberatung.[xiii]

Einige Betroffene nehmen während der Therapie zu. Das liegt oft am therapiebegleitenden Cortison oder auch am veränderten Hormonstatus: Die Chemotherapie und später natürlich die Antihormontherapie greifen in das Hormongleichgewicht ein. Andere wiederum können ihr Gewicht halten, manche Betroffene verlieren jedoch einige Kilos – weil der Appetit wegbleibt oder weil sie Probleme mit der Mundschleimhaut oder dem Magen haben. Einen Gewichtsverlust solltest du unbedingt vermeiden, denn er schwächt Körper und Immunsystem zusätzlich zur Therapie. Leicht gesagt, wenn alles komisch schmeckt oder dich Übelkeit plagt. Auch wenn es schwerfällt: Versuche zu essen. Notfalls eben kleine Happen, so oft wie möglich. Die Kalorien müssen rein!

Folgendes kannst du tun: Füge deinem Essen hochwertige Fette hinzu – sie liefern deinem Körper besonders viele Kalorien. Ein ordentlicher Schluck Olivenöl oder Leinöl ins Gemüsegericht, Avocado in den Salat, aber auch mal Butter und Sahne ins Kartoffelpüree oder ähnlich geeignete Speisen. Empfehlenswert sind auch sogenannte MCT-Öle aus Kokosöl – der Körper kann sie besonders gut aufnehmen, und sie schmecken zudem neutral und sind daher gut unterrührbar. Du kannst sie online oder in Apotheken kaufen. Mandelmus ist eine leckere und dabei gesunde Fettbombe, und Nüsse ganz allgemein liefern eine Menge Kalorien.

Dein Arzt kann dir spezielle hochkalorische (Trink-)Nahrung verschreiben. Hierzu sei aber gesagt: Ein Blick auf die Zutatenliste verrät, dass die Kalorien in diesen Produkten vor allem aus Zucker oder zuckerähnlichen Stoffen stammen. Der Zucker versteckt sich hier hinter Begriffen wie zum Beispiel Maltodextrin. Es gibt zuckerarme Alternativen, sie sind allerdings recht teuer und nicht verschreibbar (zum Beispiel Huel, Maltison).

Eine gesunde Lösung sind hochkalorische Shakes zum Selbermachen. Du kannst die Zutaten nach Belieben mixen: Pflanzenmilch als Basis, dazu Mandelmus, Bananen, Haferflocken, Leinöl, gemahlene Mandeln, Hanfsamen oder Avocado – da kommt einiges an Kalorien zusammen.

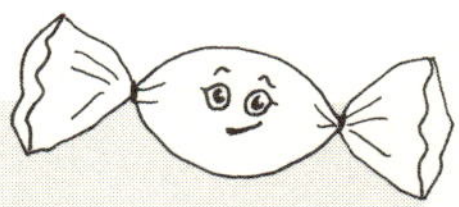

Wissens-Bonbons

- »An apple a day keeps the doctor away« – diese uralte Weisheit, dass Äpfel sehr gesund sind, scheint sich auch bei Brustkrebs zu bestätigen: Äpfel enthalten Quercetin, ein sogenanntes Bioflavonoid; auch Zwiebeln und Brokkoli enthalten davon eine Menge. In unterschiedlichen Laboruntersuchungen fanden Forschende heraus, dass Quercetin auf verschiedenen Wegen Brustkrebszellen attackiert. Außerdem ist der Stoff offenbar in der Lage, die Wirksamkeit einer Chemotherapie zu verstärken und resistente Zellen wieder sensibel für die Chemo-Medikamente zu machen. Also: nix wie hin zum Obsthändler!
- Jod spielt für die Brust offenbar eine wichtige Rolle; im Tierversuch konnte gezeigt werden, dass ein Jodmangel unter anderem Zysten und Krebsvorstufen in der Brustdrüse verursachen kann. Zudem kann

Jod Brustkrebszellen schaden – dazu ist aber nur elementares Jod fähig und nicht das Jodid, das in Tabletten für die Schilddrüse enthalten ist. Brustkrebs ist zudem in Ländern wie Japan, wo viel Fisch und Algen auf dem Speiseplan stehen, recht selten.

- Weiterführende Infos findest du zum Beispiel unter »was-essen-bei-krebs.de« der Initiative »Eat what you need« und im Blauen Ratgeber der Deutschen Krebshilfe »Ernährung bei Krebs«.

Auf Gelüste zu hören ist nicht unbedingt ein guter Wegweiser – wäre ich diesem in meinem Leben vor der Diagnose gefolgt, hätte ich wahrscheinlich fast täglich Spaghetti bolognese oder Pizza gegessen. Während der Therapie aber war es mir auf einmal sehr nach frischem Obst, vor allem Heidelbeeren und Papaya. In diesem Fall bin ich davon überzeugt, dass der Körper so schlau war, mir aufzuzeigen, was er gerade benötigt. Wenn dann doch mal Gelüste auf Pizza oder Pommes aufkamen, habe ich mir das nicht verboten – die Dosis macht das Gift. Ansonsten habe ich nicht viel umstellen müssen, da ich vorher schon auf meine Ernährung geachtet habe: wenig Fleisch, viel Grünzeug und Vollkorn.

Nahrungsergänzung: Alles andere als Bonbons

Auch wenn dein Körper während deiner Krebstherapie nach mehr Mikronährstoffen verlangt – unkontrolliert solltest du ihm nichts zuführen. Das kann nämlich nach hinten losgehen: Präparate mit isolierten Antioxidantien wie Vitamin C oder A können während der Therapie nicht nur die gesunden Zellen schützen, sondern auch die Krebszellen, die eigentlich vernichtet werden sollen. Vitamin B_{12} ist wichtig für das Zellwachstum – davon können auch Krebszellen profitieren. Von einer ungezielten Einnahme von Vitaminpräparaten wird dir daher jeder Arzt abraten – zumal anhand einer Blutuntersuchung erst geprüft werden sollte, ob überhaupt Mängel vorliegen. Das heißt jedoch nicht, dass du nun auch einen Bogen um Obst und

Gemüse machen solltest: Gesunde Ernährung ist nicht nur während der Therapie sinnvoll und erwünscht.

Fermentierter Polyphenolextrakt aus dem Granatapfel könnte etwas mehr Aufmerksamkeit vertragen: Mehrere Studien haben gezeigt, dass er einen wachstumshemmenden Effekt auf Brustkrebszellen hat. Außerdem zeigten sich eine leicht antiöstrogene Wirkung und bessere Ergebnisse der Tamoxifen-Behandlung. Wegen der antioxidativen Eigenschaften darfst du ihn aber nicht während der Akuttherapie verwenden![xiv]

Nicht zu verachten sind mögliche Wechselwirkungen: Baldrian für besseren Schlaf verträgt sich nicht mit Tamoxifen und Cyclophosphamid; mit diversen Chemotherapeutika steht auch der Ginseng auf Kriegsfuß, und bei hormonabhängigen Tumoren ist er in der Lage, das Wachstum zu stimulieren. Auch Grünteekapseln und Johanniskraut sind während der Therapie tabu.

Was auch immer du nebenher einnimmst oder gedenkst einzunehmen: Sichere dich zuvor bei deinem Onkologen ab.

Es gibt aber in deiner besonderen Situation Ausnahmen von der Regel: Einige Nahrungsergänzungsmittel können kontrolliert eingesetzt durchaus hilfreich sein.

Vitamin D

Das »Sonnenvitamin« D ist in aller Munde – und das ist offenbar auch gut so: Eine gute Versorgung mit dem fettlöslichen Vitamin, das eigentlich ein Hormon ist, ist nicht nur wichtig für die Knochen (besonders während einer Antihormontherapie) und die Infektabwehr, sondern die Datenlage zeigt auch, dass ein niedriger Vitamin-D-Spiegel mit einem erhöhten Brustkrebsrisiko einhergeht. Nun ist der Brustkrebs ja schon da, aber die gute Nachricht lautet: Ein höherer Vitamin-D-Spiegel ist mit einer besseren Prognose verbunden. Das zeigte die AZURE-Studie schon vor Jahren.[xv]

Forscher empfehlen einen Spiegel von mindestens 35 mol/l. Bevor du mit der Vitamin-D-Einnahme beginnst, solltest du den Spiegel erst im Blut überprüfen lassen – denn ein zu hoher Wert ist wiederum auch nicht gesund. UV-Licht sorgt zusätzlich dafür, dass der

Körper das Vitamin selbst herstellt – also raus an die frische Luft! Während einer Chemotherapie wirst du allerdings recht sonnenempfindlich werden und dadurch notgedrungen zum Schattengewächs. Das kann wiederum zu einem Vitamin-D-Mangel führen – dann ist es umso wichtiger, den Spiegel im Auge zu behalten. Entsprechende Präparate sind preisgünstig in der Apotheke zu haben – ab einer Tagesdosis über 25 µg sind sie allerdings verschreibungspflichtig. Auch über die Ernährung kannst du den Wert beeinflussen: In Eiern und Pilzen oder fetten Fischen ist viel Vitamin D enthalten.

Enzymtherapie

Die Enzymtherapie ist unter den Komplementärverfahren besonders interessant – nicht nur, dass die eingesetzten eiweißspaltenden Enzyme erwiesenermaßen Nebenwirkungen der Therapie lindern können, sie sind auch in der Lage, Krebszellen zu enttarnen und sie damit für das Immunsystem sichtbar zu machen – Krebszellen können nämlich Mechanismen entwickeln, mit denen sie sich »maskieren«. Sie haben aber noch eine andere perfide Strategie auf Lager: Sie fördern die Produktion von Immunkomplexen, die der Körper als schädlich einstuft. So lenken sie die Aufmerksamkeit des Immunsystems auf diese Komplexe und damit weg von ihnen selbst. Enzyme können dabei helfen, diese Immunkomplexe zu vernichten. Sie wirken aber auch schädlichen Entzündungen im Körper entgegen, die durch den Krebs selbst, aber auch durch die Therapie auftreten können. Inzwischen gibt es sogar Hinweise, dass Enzyme einen positiven Einfluss auf die Metastasenbildung haben.

Enzympräparate enthalten meist pflanzliche Enzyme aus Ananas und Papaya, manche auch Enzyme tierischen Ursprungs (zum Beispiel Wobe Mucos oder Karazym). Sie werden meist nicht von den Kassen bezahlt. Die Medizinische Enzymforschungsgesellschaft in Bayern beschäftigt sich intensiv mit diesen vielversprechenden kleinen Helfern und beantwortet am Telefon gern Fragen: enzymforschungsgesellschaft.de.

Selen

Dieses lebensnotwendige Spurenelement hat im Körper verschiedene wichtige Aufgaben: So können manche Enzyme, die für die Abwehr zuständig sind oder freie Radikale abfangen, nur mithilfe von Selen funktionieren. Bei einer Krebserkrankung ist Selen besonders wichtig, da zum einen der Tumorstoffwechsel, aber auch die Verarbeitung der Chemotherapie und Bestrahlung viel davon verbrauchen. Aber Selen kann noch einiges mehr: die Wirksamkeit von Chemo und Bestrahlung steigern, Rückfällen und Metastasen vorbeugen und Therapienebenwirkungen lindern. Komplementärmediziner empfehlen daher die Einnahme von Selen während der Therapie: Untersuchungen haben gezeigt, dass das Spurenelement ihre Wirkung nicht beeinträchtigt, auch wenn es eine antioxidative Wirkung hat. Auch nach der Therapie sollte es – wenn dein Blutwert eine bestimmte Grenze nicht überschreitet – erst einmal weiter eingenommen werden. Selenpräparate gibt es in der Apotheke, kostengünstiger kannst du deinen Spiegel mit Paranüssen anheben. Aber Vorsicht: Die Nüsse enthalten so unglaublich viel davon, dass eine einzige Nuss am Tag ausreicht – mehr als zwei Stück sollte man keinesfalls essen.

Misteltherapie: Abwehrstärkender Schmarotzer

Die Misteltherapie ist eine der bekanntesten Methoden der Komplementärmedizin. Wobei sie eigentlich der anthroposophischen Medizin entspringt: Rudolf Steiner war Anfang des 19. Jahrhunderts der Ansicht, das Schmarotzer-Gehabe sowohl von Misteln als auch Krebstumoren sei sich so ähnlich, dass man Gleiches mit Gleichem behandeln sollte. Die Wirkung der Mistel und die Pflanze an sich wurden inzwischen ausgiebig untersucht. Sie enthält Substanzen wie Aminosäuren und Mistel-Lektine, deren Konzentration unter anderem davon abhängt, auf welchem Baum die Mistel gewachsen ist. So gibt es zum Beispiel Präparate aus der Apfel- oder Pinienmistel. Ein komplementär ausgebildeter Onkologe weiß, welches Präparat am besten passt.

Und was kann diese Pflanze nun? Studien haben gezeigt, dass bestimmte in ihr enthaltene Substanzen die körpereigene Abwehr stärken. Dass sie aber auch gegen Tumore wirken, dieser Beweis steht noch aus: Unbestritten laut diverser Studien ist es aber inzwischen, dass eine Misteltherapie Fatigue verringern kann und Nebenwirkungen einer Chemo erträglicher macht.

Das Mistel-Präparat wird – meist zweimal die Woche – unter die Haut gespritzt, am besten am Bauch. Da man die Therapie meist über mehrere Jahre durchziehen sollte, ist es sinnvoller, sich in Eigenregie zu spritzen, als dafür ständig beim Arzt im Wartezimmer zu sitzen – den Bogen hat man schnell raus, und schmerzhaft ist es auch kaum. Die Einstichstelle kann mit Rötungen und Juckreiz reagieren. Wenn die Rötung größer wird als ein Zwei-Euro-Stück oder grippeähnliche Symptome auftreten, solltest du noch mal beim Arzt vorbeischauen, dann ist eventuell eine Reduzierung der Dosis sinnvoll. Meist beginnt man mit einem niedrig dosierten Präparat und steigert die verabreichte Menge über die Zeit, unterbrochen von Pausen, damit sich das Immunsystem nicht zu sehr daran gewöhnt. Mistelpräparate sind frei verkäuflich, manche Kassen bezahlen sie sogar. Die monatlichen Kosten liegen bei etwa 50 bis 80 Euro.

Wenn du eine Autoimmunkrankheit hast, ist die Mistel eher ungeeignet, da sie das Immunsystem zusätzlich stimuliert.

Naturheilkunde

Gastbeitrag von Joska Fiedermutz, seit 40 Jahren Heilpraktiker mit eigener Praxis in Mainz

Der Einsatz der Naturheilkunde orientiert sich an der schulmedizinischen Krebstherapie – es ist genau abzuwägen, welche Präparate man einsetzt und vor allem in welchem Zeitraum. Wichtig sind: Entgiftung, ein ausgewogener Säure-Basen-Haushalt und ein gut funktionierender Stoffwechsel. Meine jahrzehntelange Erfahrung mit Krebspatienten hat mir gezeigt: Man kann den Körper so unterstützen, dass er nicht in einem desolaten Zustand durch die Therapie kommt, sondern Reserven hat, um die schulmedizinische Behandlung durchzustehen. Wichtig ist, alle Bausteine mit den behandelnden Ärzten abzustimmen. Wenn man die Naturheilkunde geschickt in die Zeitfenster zwischen den Therapien einfügt, kann man da eine Menge ausrichten. Betonen möchte ich: Naturheilkunde ist keine Alternative zur Schulmedizin, sondern ergänzt sie.

Der Darm ist ein wichtiger Aspekt, weil das Immunsystem weitgehend über dieses Organ gesteuert wird. Die Darmflora muss nach einer Chemotherapie wieder aufgebaut werden, da diese die Darmschleimhaut angreift. Der Säure-Basen-Haushalt muss ausgewogen sein und darf nicht ins Saure abgleiten, da dies sich negativ auf Blut und Stoffwechsel auswirkt – Krebs wächst zudem gern in saurem Milieu. Ich wende bei Krebspatienten hierbei gern rechtsdrehende Milchsäure an. Sie heißt zwar »Säure«, balanciert aber den Säure-Basen-Haushalt aus und ist Gegenspieler der linksdrehenden Milchsäure, die beim Tumorstoffwechsel anfällt.

Die Stoffwechselorgane wie die Leber und das Lymphsystem sollten in einem guten Zustand sein; Leberwickel zum Beispiel unterstützen die Entgiftung nach den Chemo-Infusionen. Wenn man diese Systeme richtig und individuell abstimmt und die Nachsorge auch noch über einen längeren Zeitraum weiterführt, dann hat man sicher gute Karten. Es braucht aber viel Erfahrung und Wissen beim Naturheilkundler. Ich kenne nach all den Jahren immer noch Ärzte, die Naturheilkunde ablehnen, zum Glück habe ich in meinem Netzwerk aber genug von der anderen Sorte.

Krebs ist nicht nur der Tumor, dieser ist nur das sichtbare Symptom; der Patient muss ganzheitlich betrachtet werden – inklusive der Psyche. Viele sagen nach einer Chemo: »Der Körper baut das Gift schon selbst ab.« Sie vergessen aber dabei, dass der Mensch in unserer Industrienation ohnehin schon genug Umweltgifte abbekommt. Man kann über die eben beschriebenen Ansatzpunkte den Körper gut dabei unterstützen, die Gifte wieder loszuwerden.

TCM: Traditionelle Chinesische Medizin

Die TCM ist als komplementärmedizinisches Angebot gefragt; im Gegensatz zur Schulmedizin, die meist nur das erkrankte Organ betrachtet, hat die TCM den Menschen als Ganzes im Blick. Ein wichtiger Bestandteil ist die Akupunktur; die AGO empfiehlt diese immerhin inzwischen unterstützend bei Übelkeit während der Chemo oder zur Linderung der Polyneuropathie.

TCM bei Krebs

Gastbeitrag von Dr. Clemens Vogel, Facharzt für Allgemeinmedizin und Akupunktur und TCM-Experte mit Praxis in Mainz

Wir leben in einer Zeit der weltweit rasanten wissenschaftlichen Erforschung und Entwicklung schulmedizinischer Therapiestrategien in der Onkologie. Ärztinnen und Ärzten werden so zunehmend effizientere therapeutische Werkzeuge an die Hand gegeben, um erkrankten Menschen die Aussicht auf ein tumorfreies Überleben zu ermöglichen. Darüber hinaus beobachten wir heute nicht selten, dass in der medizinischen Versorgung – auch in Anbetracht einer steigenden Lebenserwartung – Patienten an einem Zweit- oder sogar Drittkarzinom erkranken und behandelt werden müssen, nachdem sie durch eine erfolgreiche Tumortherapie ihr Erstkarzinom überlebt hatten. Somit ist weltweit nicht nur mit einem weiteren Anstieg von an Krebs erkrankten Menschen insgesamt zu rechnen, sondern auch mit einem deutlichen Anstieg an Langzeitüberlebenden mitsamt ihrer durch die verschiedensten Behandlungsregime verursachten (Langzeit-)Nebenwirkungen.

Spätestens zu diesem Zeitpunkt wird ersichtlich, dass die Erkrankung Krebs in der Bewältigung und Verarbeitung kein zeitlich einmaliges Ereignis darstellt, in der Behandlung kein eindimensionales Vorgehen zulässt und in der Aufsicht auf bestehende psychosoziale Interaktionen innerhalb von Familien das ganze Beziehungssystem berücksichtigt werden muss. Dieser Ansatz, der dem Wesenskern einer integrativen Medizin sehr nahekommt, findet sich wieder innerhalb von Diagnosekriterien und Behandlungsmethoden der Chinesischen Medizin.

Hierbei werden traditionelle Techniken (Akupunktur, chinesische Kräutertherapie, Diätetik, Bewegungsübungen Qigong/Tai-Chi und physiotherapeutische Techniken Tuina) verbunden mit modernster Forschung zu den Wirkmechanismen dieser einzelnen Therapieformen bei onkologischen Erkrankungen. Der jahrtausendealte Erfahrungsschatz der Chinesischen Medizin, insbesondere auf den Gebieten der chinesischen Pharmakologie (Kräutermedizin), Akupunktur und Diätetik (Ernährungslehre), bietet breite Anwendungsmöglichkeiten sowohl in der unterstützenden Therapie der Erstdiagnose Brustkrebs als auch in der Behandlung der Nebenwirkungen von Operation, Bestrahlung, Chemo-, Antihormon-, Immuntherapie etc.

Entscheidend und unabdingbar ist eine spezielle Diagnostik zur Erfassung der individuellen Konstitution der Patientin. Diese Diagnostik beinhaltet neben spezifischen Techniken der TCM, wie chinesischer Puls-, Zungen-, Antlitz- und Ernährungsdiagnostik, eine generationenübergreifende Anamnese, die Sichtung aller Unterlagen seit der Erstdiagnose Brustkrebs (Operationsverfahren, Histo- und Molekularpathologie, durchgeführte Therapien, spezifische Laboranalysen bezüglich des Immunsystems etc.) sowie Fragen zu vorhandenen Langzeitnebenwirkungen, psycho-emotionalen Belastungen und ähnlichen Faktoren.

Alle gesammelten Fakten und Erkenntnisse dienen dem Auffinden einer in der Chinesischen Medizin bekannten »Musteridentifikation«, die für die Behandlung unumgänglich ist und die Grundlage für ein individualisiertes therapeutisches Konzept für jeden einzelnen Patienten darstellt. Die sich ergänzenden Methoden westlicher und chinesischer Therapieansätze finden Berücksichtigung in einem gemeinsamen Behandlungsplan, wodurch sich ihre Stärken sowohl in Bezug auf die direkte Vernichtung von Tumormasse, nachhaltiger Steigerung des patienteneigenen Immunsystems, der Verringerung von Nebenwirkungen vor allem der Strahlen- und Chemotherapie, der Verbesserung der Lebensqualität und der Verringerung der Rezidiv- und Metastasierungsrate potenzieren und somit in ihrer synergistischen Wirkung nachhaltiger sind als jede Methode für sich alleine.

Im Vorfeld jeder integrativen Tumorbehandlung werden sorgfältig Indikationen, Kontraindikationen und Variationen innerhalb der Begleittherapien verschiedener Therapiesysteme abgeklärt, um sich gegenseitig beeinflussende Wirkmechanismen auszuschließen. Dadurch wird gewährleistet, die jeweils effektivsten Behandlungsoptionen anzuwenden, sodass der bestmöglichste Therapieerfolg zu erwarten sein wird. Dieses Vorgehen der Chinesischen Medizin entspricht dem Prinzip eines »Sowohl als auch« und steht dem westlichen Ansatz eines »Entweder-oder« diametral entgegen.

Nach über 25 Jahren Erfahrung in der integrativen Behandlung onkologischer Patienten bin ich gänzlich davon überzeugt, dass die additiv zur westlichen Schulmedizin zur Anwendung kommenden Methoden der Chinesischen Medizin die Lebenssituation der Patienten in Bezug auf ihren Heilungsverlauf, die Überlebensraten und die Verringerung von Nebenwirkungen durch Chemo- und Strahlentherapie in erheblichem Maße positiv beeinflusst.

Über Jahrtausende hat die Chinesische Medizin ein eigenständiges physiologisches und pathologisches Konzept zur Therapie onkologischer Patientinnen und Patienten aufgestellt. Die Behandlung nach Prinzipien des Konzepts »Fu Zheng Pei Ben – stärke die Aufrechte Energie (Qi) und stütze die Wurzel (Jing)« stellt den essenziellen Ansatz zur Stimulation vitaler Energien der Patienten dar. Dieses auf vier verschiedenen Schlüsselprinzipien basierende Behandlungskonzept zielt in der Hauptsache darauf ab, die eigenen natürlichen Ressourcen der Patienten zu stärken, und zwar durch: 1. Unterstützung der aufrechten Lebensenergie (Zheng-Qi) und Stärkung der Wurzel (Jing/Nierenessenz), 2. Tonisierung des Blutes sowie Transformation von Blut-Stagnation (Huo Xue), 3. Entfernung von toxischer Hitze (Qu Xie/Jie Du), 4. Reduktion von Schwellungen und Massenansammlungen mittels Transformation von Schleim und Lymphstau (Xiao Zhong).

Die Umsetzung des Behandlungskonzepts, welche vorrangig mit Methoden der Chinesischen Kräutermedizin, Akupunktur und Diätetik erfolgt, greift in die Regulation des Immunsystems (Wei Qi) ein und befähigt die Organsysteme (Zang Fu) und essenziellen Substanzen (Lebensenergie/Qi, Blut/Xue, Lebensessenz/Jing, Flüssigkeiten/Jin Ye und Bewusstsein/Shen) harmonisch zu funktionieren. Daraus resultiert ein hochsensibel wirkendes Abwehrsystem gegen innere und äußere Krankheitsfaktoren sowie innere unausgeglichene Muster auf der Ebene von Emotionen (Psyche), um Körper, Geist und Bewusstsein ganzheitlich zu schützen.

Je nach individueller Musteridentifikation als auch Tumorstadium kommen unterschiedliche Kräuterrezepturen, Akupunkturpunktkombinationen und Ernährungsempfehlungen zum Einsatz, die während einer längeren Behandlungszeit der jeweils gegebenen Situation angepasst werden müssen. Kurzfristige und schnelle Erfolge sind in der Tumortherapie mittels dieser Methoden vor allem bei Nebenwirkungen durch Bestrahlung, Chemo- und Antihormontherapie zu verzeichnen, so zum Beispiel zur Verminderung der Toxizität der Behandlungen, die sich in Symptomen wie Übelkeit, Appetitlosigkeit oder Verdauungsstörungen äußern kann. Darüber hinaus hält die Chinesische Kräutermedizin einen sehr wertvollen Schatz an Einzelkräutern als auch Kräuterrezepturen bereit, um auch im Endstadium einer Tumorerkrankung, der oftmals gekennzeichnet ist durch Substanzverlust, Auszehrung und Tumorschmerz, auf die Verbesserung der Lebensqualität der Patienten einzuwirken.

Ausgehend davon, dass in der Chinesischen Medizin die Behandlung eines Menschen das Ziel hat, »in Gesundheit zu altern«, ist in dieser Situation nicht eine Lebensverlängerung um jeden Preis, sondern eine Verbesserung der physischen und mentalen Lebensqualität vorrangig. Nebenwirkungen durch den Einsatz der Chinesischen Kräutertherapie sind anders als beim Einsatz biochemischer Methoden sehr selten. Die Sicherheit der Reinheit der Kräutertherapie wird heutzutage durch internationale GMP-Normen (Good Manufacturing Practices) beim Herstellungsprozess sowie nach der Einfuhr durch Labormittelchemiker und Apotheker kontrolliert.

Neben westlicher Schulmedizin mit ihrem hohen diagnostischen, molekularbiologischen Aufwand zur individuellen Typisierung des Tumorprofils und dadurch zunehmender Möglichkeiten einer individualisierten Therapie bleibt für die Zukunft der Behandlung onkologischer Patienten zu wünschen, dass der Einsatz von sanften, nicht invasiven und kostengünstigen Methoden der Chinesischen Medizin zum Wohle der Patienten zunehmend Berücksichtigung findet.

(Anmerkung der Autorin: Kosten für Akupunktur und Co. dürfen in der Steuererklärung als außergewöhnliche Belastungen angegeben werden – daher unbedingt Rechnungen aufbewahren.)

Hyperthermie: Mit Hitze gegen Tumorzellen

Krebszellen sind wärmeempfindlicher als andere Körperzellen. Bei der Hyperthermie-Therapie übererwärmt man den Körper oder einzelne Partien auf bis zu 43 Grad – meist mit elektromagnetischen Wellen. Die Tumorzellen sollen so empfindlicher werden gegenüber Chemo oder Bestrahlung, deshalb wird die Hyperthermie-Behandlung immer in Kombination mit diesen Therapien angeboten. Bisher ist die Hyperthermie aber kein Standard, auch wenn es inzwischen einige Daten gibt, die die Wirksamkeit belegen. Die Behandlung wird nur an vereinzelten Kliniken angeboten, die Kostenübernahme solltest du zuvor mit der Krankenkasse klären.

Dass ich die schulmedizinische Prozedur durchlaufen würde, war klar. Diese Chance nicht zu nutzen kam nicht infrage, die Statistiken zeigen eindrücklich, welchen Vorteil eine Behandlung erbringt – auch wenn mir natürlich klar war, dass dieser Vorteil teuer erkauft ist, durch Nebenwirkungen und eventuelle Folgeschäden der Therapie. Klar war mir aber auch: Das soll nicht die einzige Therapie-Option sein – ich wollte alles mitnehmen, was der »Markt« zu bieten hat. Ob das am Ende das Zünglein an der Waage gewesen ist, werde ich niemals nachweisen können – aber ich habe das beruhigende Gefühl, wirklich alles getan zu haben, was in meiner Macht steht. Zumal mir die komplementärmedizinische Begleitung auch das Gefühl gegeben hat: Du kannst selbst etwas unternehmen, du bist nicht verloren und den Ärzten ausgeliefert – das soll aber nicht heißen, dass dies jeder so empfindet.
Bereits begleitend zur Chemo habe ich mich bei einem TCM-Arzt mit Akupunktur und chinesischer Kräutermedizin behandeln lassen – da in der Chemo-Ambulanz sicherheitshalber ohnehin oft vieles abgewehrt wird, auch weil die Ärzte mit den Methoden nicht vertraut sind, habe ich mich an diesem Punkt auf die Aussage meines TCM-Arztes verlassen, dass sich die Präparate nicht mit der Chemo beißen. Die Kräuter sollen die Nebenwirkungen lindern, und Krebszellen mögen sie auch nicht so gern. Bei meinem Heilpraktiker habe ich regelmäßige Infusionen mit rechtsdrehender Milchsäure erhalten – diese soll im Gewebe ein tumorfeindliches Milieu schaffen. Außerdem hat er mir Tropfen verordnet, um die Darmschleimhaut zu schützen. Weiterhin habe ich eine Enzym-Selen-Kombination eingenommen (Equinovo), die die Therapiefolgen abmildern kann. Außerdem spritze ich mir zweimal pro Woche ein Mistelpräparat in den Bauch.
Das ist keine Therapie-Empfehlung, ich beschreibe nur meinen gewählten Weg, der mir für mich richtig erschien. Du wirst deinen eigenen finden.

4
NEBENWIRKUNGEN: ALLES KANN, NICHTS MUSS

Das Spektrum der Nebenwirkungen der Krebstherapie ist ziemlich breit – und manche Betroffene hat davor fast mehr Angst als vor der Erkrankung an sich (ich zum Beispiel). Gegen viele Nebenwirkungen kann man etwas tun. Mittlerweile gibt es wirksame Begleitmedikamente, und auch die Komplementärmedizin bietet viele gute Optionen.

Ob dich die Begleiterscheinungen richtig plagen oder ob du recht unversehrt durch die Therapie kommst, ist vor allem Lotterieglück. Aber auch Faktoren wie Vorerkrankungen spielen eine Rolle – es bleibt nur: Augen zu und durch! Etwas entgegensetzen kannst du den Nebenwirkungen auf jeden Fall. Übrigens: Ob die Nebenwirkungen deutlich oder kaum spürbar auftreten, sagt nichts über die Wirksamkeit der Therapie aus.

Bei meinen Recherchen ist mir oft der Satz begegnet: »Aber das hätte mir der Arzt doch sagen müssen.« Auch Ärzte sind nur Menschen und auch sie haben mal schlechte Tage. Abgesehen davon sind Ärzte eben keine allwissenden Halbgötter in Weiß, und es gibt wie in jedem Beruf gute Vertreter ihrer Branche, und es gibt weniger gute. Die Message: Bleibe aufmerksam und aktiv, fordere Befunde ein, frage nach, wenn du etwas nicht verstehst. Eine Instanz, die alles weiß und sich fürsorglich um alles kümmert, ist fast so selten wie eine Frau mit drei Brüsten. Es steht dir natürlich völlig frei, dich dem Medizinbetrieb willenlos hinzugeben, in vielen Fällen mag das auch gut funktionieren. Wenn du aber Sorge dafür tragen willst, dass du bestmöglich durch die Therapie kommst und alle Chancen nutzt, informiere dich und verabschiede dich von der Idee, dass jederzeit andere für dich denken und in deinem Sinne handeln. Stelle alle Fragen, die dir auf der Seele brennen, und erwarte nicht, dass dir alles auf dem Silbertablett serviert wird – nicht umsonst ist dieses Buch entstanden.

OP: Narbenpflege und Lymphödem

Sowohl die brusterhaltende Operation als auch die Mastektomie sind risikoarme Eingriffe. Wie bei allen Operationen kann es aber in seltenen Fällen zu Nachblutungen, Infektionen, Blutgerinnseln oder Nervenverletzungen kommen. Sollte aus deiner Wunde Tage nach der OP Flüssigkeit austreten, lass einen Arzt draufschauen.

Die Gefahr der Thrombosebildung wird durch Heparin-Spritzen vermindert, die du dir für einige Tage nach der OP in das Fettgewebe am Bauch setzt – der Einstich ist kaum zu spüren.

Je mehr Lymphknoten entfernt werden, umso höher ist das Risiko für ein Lymphödem. Der Arm schwillt dann an, die Haut spannt, Ringe werden zu eng. Wichtig ist, rechtzeitig zu handeln – wenn sich das Ödem verstärkt, erhöht sich zum einen das Infektionsrisiko, zum anderen kann das Gewebe verhärten. Dein Arzt wird dir Lymphdrainage verschreiben, eine sanfte Massagetechnik, und Kompressionsbandagen verordnen. Wichtig sind auch Bewegungsübungen und die Hautpflege mit Feuchtigkeitscreme. Ein Lymphödem kann sich noch Monate oder Jahre nach der OP entwickeln; verstärkt wird das Risiko durch die Bestrahlung.

Ist nur der Wächterlymphknoten entfernt worden, spricht man vom Lymphödem Stadium Null. Es ist kein Ödem sichtbar oder messbar, aber trotzdem ist eines latent vorhanden. Ändert sich nichts: alles bestens. Sollten aber Schwellungen auftreten, auch Jahre später, ist eine Behandlung notwendig. Auch wenn du keine Beschwerden hast, lass dir immer an deinem anderen Arm Blut abnehmen!

Die Einnahme von Selen und Enzymen kann helfen, Entzündungen zu vermeiden und Schwellungen zu lindern, ebenso sind homöopathische Tropfen einen Versuch wert (zum Beispiel Lymphdiaral, Lymphomyosot). Der Bundesverband Lymphselbsthilfe e.V. bietet

Betroffenen Unterstützung: lymphselbsthilfe.de. Die Frauenselbsthilfe Krebs hält eine umfangreiche Broschüre zum Thema bereit, im Bereich »Medien« unter frauenselbsthilfe.de.

Damit die Narbe gut verheilt und nicht spannt, kannst du mit Narbenpflege nachhelfen – zum Beispiel mit Bi Oil, Ringelblumensalbe oder Wala Narbengel.

Es ist kein Standard, aber in manchen Kliniken zeigen dir Physiotherapeuten bereits am Bett Übungen, um Arm und Schulter nach der OP beweglich zu halten. Andernfalls sind Google und YouTube bestückt mit Übungen speziell nach Brustkrebs-Operationen. Schwere Gegenstände solltest du in den Wochen nach der OP übrigens erst einmal nicht heben.

Chemo: Kahlschlag, Keuchen, Wüstenfeeling

Die Medikamente der Chemotherapie sind zytotoxisch, also zellschädigend – und sind damit nicht nur schädlich für die Krebszellen, sondern für alle Zellen, die sich schnell teilen. Dazu gehören vor allem die Zellen der Haare und Schleimhäute.

Wenn du bisher jede Kopfschmerztablette dreimal umgedreht hast, wirst du dich wahrscheinlich schwertun mit dem Gedanken daran, dass dieses Zellgift nun Tropfen für Tropfen in den Körper gelangt – und zwar in jeden noch so entfernten Winkel. Es ist zwar Zellgift, aber eben auch hochwirksame Medizin.

Die Nebenwirkungen nehmen mit jeder Chemo-Infusion eher zu – wenn du dich gegen Ende der Therapie fühlst wie eine keuchende Oma, dann ist das leider nicht ungewöhnlich. Kurzatmigkeit ist eine von vielen möglichen Begleiterscheinungen. Um diese geht es auf den folgenden Seiten, und vor allem darum, was man zu ihrer Linderung beitragen kann.

Der Verlust der Kopfhaare

Es ist die Nebenwirkung, die Frauen bei einer Chemotherapie am meisten fürchten: der Verlust der Kopfhaare. Sie stiften Identität, verleihen Weiblichkeit, und abgesehen davon hat frau oft viel Geld und Zeit in die Pracht investiert. Und dann droht auf einmal die blank polierte Bowlingkugel. Ich will nichts beschönigen: Chemotherapie wirkt als »Entlaubungsmittel« absolut zuverlässig. Und dieser Schritt schmerzt.

Auch wenn du diesen Satz inzwischen Mantra-artig von Familie und Freunden vorgebetet bekommen hast (siehe auch »Brustkrebs-Bullshitbingo« im Kapitel »Psyche«), hier gern noch einmal: Die Haare kommen in den allermeisten Fällen wieder, auch wenn es manchmal dauert. Die Chance einer Chemo nicht zu ergreifen, ist aber keine wirkliche Alternative, nur um die Haarpracht zu erhalten. Trotzdem: Es darf dir schwerfallen, und du darfst deine Mähne betrauern, auch wenn du ganz offiziell gerade andere Sorgen hast.

Eines ist ebenso wichtig zu wissen: Niemand muss dir ansehen, was du gerade durchmachst. Dank Haarersatz und dem breiten Angebot der Kosmetik-Industrie kannst du den Zustand X bestens kaschieren.

Die Wirkstoffe der Chemotherapie richten sich gegen die Körperzellen, die sich schnell teilen – leider gehören hierzu auch die Haarwurzeln. Und das nicht nur am Kopf: Sämtliche Haare sind betroffen. Das wiederum kann auch von Vorteil sein: Den Rasierer oder Epilierer kannst du für längere Zeit erst einmal im Schrank verschwinden lassen. Schwerer zu verschmerzen ist der Verlust von Wimpern und Augenbrauen – diese verabschieden sich allerdings erst später im Laufe der Chemotherapie.

Die Kopfhaare sind da entschiedener. Etwa zwei Wochen nach der ersten Chemo wirst du spüren und sehen: Die Mauser hat begonnen. Erst sind deutlich mehr Haare in der Bürste, dann wirst du sie dir büschelweise herausziehen können. Und die Kopfhaut fängt an zu jucken oder zu schmerzen. Und nun? Die einen sind radikal und greifen direkt zum Rasierer, andere warten, bis auch das letzte Haar im Abfluss der Dusche verschwunden ist. Es gibt hier kein Richtig oder Falsch. Höre auf deinen Bauch, wann für dich der Zeitpunkt gekommen ist, einzugreifen – oder eingreifen zu lassen: Friseure oder Perückengeschäfte helfen gerne und rasieren die Reste weg. Während der

Chemozyklen zeigen sich manchmal doch noch freche Stoppeln, die aber piksen und jucken können. Da auch diese nicht von Dauer sind: Mit einem Fusselroller kann man sich von den ausfallenden Borsten befreien.

Kopfhautkühlung

Damit es erst gar nicht zu einer Glatze kommt, gibt es die Möglichkeit der Kopfhautkühlung: einer Haube, die du während der Chemo-Infusion trägst und die die Temperatur der Kopfhaut stark herunterkühlt. Das reduziert die Durchblutung der Kopfhaut, die Haarwurzeln werden dadurch von den zellschädigenden Stoffen weitestgehend verschont. Die Methode funktioniert aber nur bei jeder zweiten Anwenderin, und nur wenige Brustzentren bieten sie überhaupt an. Die Methode ist bislang keine Kassenleistung, pro Sitzung kostet sie etwa 100 Euro. Manche Brustzentren bieten die Leistung allerdings kostenlos an.

Der Frosteffekt ist nicht zu unterschätzen, er kann unter anderem zu Kopfschmerzen führen. Langzeit-Nachwirkungen dieser Behandlung sind bis dato auch noch nicht erforscht.

Pflege der Kopfhaut

Sind die Haare erst mal weg, sparst du immerhin eine Menge Zeit und Aufwand: Waschen, Frisieren und Föhnen entfallen. Die Pflege der Kopfhaut bleibt trotzdem wichtig, besonders am Anfang der haarlosen Zeit, wenn es auf dem Schädel juckt:

- Gönn dir ab und an eine Wäsche mit einem milden Shampoo.
- Du kannst die Kopfhaut täglich mit Ringelblumensalbe, Mandelöl oder Aloe-Gel eincremen.
- Gegen den Juckreiz hilft auch Abreiben mit alkoholhaltigem Gesichtswasser oder Teebaumöl – wegen dessen starker Konzentration aber bitte sparsam dosieren.
- Wenn es gar nicht besser wird mit dem Juckreiz, sich Haarfollikel entzünden oder Ausschlag hinzukommt, frage deinen Arzt. Meistens verschwindet die Hautproblematik aber nach ein paar Wochen von allein.

Glatze oder Mütze?

Wie du die kahle Zeit angehst, bleibt ganz deinem Geschmack überlassen:

- Oben ohne: Wer den Mut hat – go for it! Das ist aber nur in der warmen Jahreszeit eine gute Idee, man darf nicht unterschätzen, wie warm das Haar den Kopf hält.
- Daher ist es auch nachts sinnvoll, eine leichte Mütze zu tragen. Gut eignen sich Beanies, diese kannst du tief herunterziehen, sie rutschen so nicht vom Kopf, und gleichzeitig hat man es schön dunkel. Das Comeback der Schlafmütze!
- Mützen, Turbane und Tücher: Die gibt es in jeglichen Formen und Farben. Weiche Stoffe sind besser, da die Kopfhaut doch recht empfindlich wird. Tücher aus Baumwolle verrutschen nicht so leicht wie solche aus Seide oder Polyester. Auf YouTube gibt es eine Menge Anleitungs-Videos, wie du die Stoffe binden kannst.
- Spezialisierte Onlineshops sind zum Beispiel tollestuch.de, kopfundkragen-design.de oder oncovia.com. Onkomütze.de ist eine Initiative, die Betroffenen eine kostenlose Mütze maßschneidert.
- Haarbänder: Eine hübsche und kostengünstige Lösung sind Kunsthaarbänder bzw. -kränze in Kombination mit Mützen. Allzu viel Auswahl gibt es allerdings nicht, und leicht sind sie im Netz auch nicht zu finden. Der Hersteller »Ellen Wille« vertreibt die Modelle Sage, Mint und Cayenne auf der eigenen Website oder über Shops wie peruecke.de, und von Christine Headwear und Sentoo Essential gibt es ebenfalls Haarkränze. Wer die Mühe nicht scheut, kann auch ein Kunsthaarteil oder Tressen auf ein Seidenband nähen und dies unter der Mütze tragen. Bänder aus Echthaar gibt es ebenso, sie sind aber deutlich teurer; sie werden aus dem eigenen Haar angefertigt. Das bedeutet aber, dass man vor Beginn der Therapie zur Schere greifen muss. Anbieter sind weilduschoenbist.de, gutbehuetet.info oder zweithaar.info.

Perücken

Solltest du dich für eine Perücke entscheiden, dann lasse sie dir möglichst anpassen, solange du noch deine eigenen Haare hast. So kann die Friseurin dich mit deiner aktuellen Frisur und Haarfarbe sehen und ein Modell aussuchen, das deinen Haaren am ähnlichsten ist. Perücken bekommst du in spezialisierten Zweithaar-Läden oder auch online – allerdings erspart eine persönliche Beratung mit Kopfvermessung eine Menge Frust. Nicht zu unterschätzen ist der Preis: Für eine Perücke, die nicht auf den ersten Blick nach Karneval aussieht, musst du schon einige Hundert Euro hinlegen. Es gibt sie aber tatsächlich auf Rezept, das dir dein Frauenarzt oder Onkologe ausstellt. Die gesetzlichen Krankenkassen erstatten einen beträchtlichen Anteil, bei den privaten wird es sehr unterschiedlich gehandhabt – einfach bei der Versicherung nachfragen.

Kunsthaar ist um einiges günstiger als Echthaar und mittlerweile in der Optik kaum noch von echtem Haar zu unterscheiden. Zudem ist es pflegeleichter, denn Echthaar muss wie normales Haar gewaschen und frisiert werden. Kunsthaar bekommt alle zwei bis drei Wochen eine Wäsche und trocknet an der Luft. Den Preis bestimmt auch, ob die Perücke hand- oder maschinengewebt ist. Handgewebte Perücken sehen realistischer aus und sind luftdurchlässiger. Wichtig ist die sogenannte Lace Front, oder auch »Filmansatz« genannt: Durch das tüllartige Material fällt der Haaransatz an der Stirn überhaupt nicht auf.

Perücken können aber noch so kunstvoll gefertigt sein, gereizte Kopfhaut verträgt sich nicht mit dem Material. Bevor die Perücke ungetragen in der Ecke landet: Abhilfe schaffen sogenannte Perückenhauben, am besten aus Bambus, einem angenehm weichen Material. Sie sind beim Perückenladen oder online für wenige Euro erhältlich, man trägt sie unter der Perücke, und Schluss ist mit Juckreiz.

Das Comeback

Wenige Wochen nach Ende der letzten Chemotherapie fangen die Haare wieder an zu wachsen, manchmal sogar schon während der letzten Infusionen. Nicht wundern: Die Haare erscheinen oft erst einmal als weißer Babyflaum – das ist aber nur die Vorhut, bevor das eigentliche Haar hinterherkommt. Farbe und Struktur sind oftmals nicht mehr dieselbe wie vor der Therapie. Das muss nichts Schlechtes sein: Manche Betroffene berichten, dass ihr Haar dichter und voller ist als jemals zuvor oder eine Lockenmähne erscheint, wo vorher glatte Strähnen waren.

Um das Haarwachstum anzuregen:

- Hier gilt Rizinusöl als der ultimative Tipp. Aber bitte nur kaltgepresstes verwenden, durch Raffinieren geht der Effekt verloren. Erhältlich ist es in Apotheken oder Onlineshops. Damit kannst du dir vor dem Schlafengehen den Schädel einreiben, auch wenn bereits erste Haare sprießen.
- Gute Durchblutung ist jetzt wichtig – sie lässt sich durch eine Massage mit einer weichen Bürste anregen.
- Eine andere Möglichkeit zur Förderung der Durchblutung sind koffeinhaltige Kopfhaut-Seren (zum Beispiel Plantur 39 Coffein-Tonikum, Pantene Pro-V Root Awakener).

Wimpern und Augenbrauen

Diese Härchen warten netterweise mit ihrem Abschied zumeist, bis du den Verlust der Frisur einigermaßen verdaut hast. Ihre Abwesenheit macht aber nach außen noch mehr augenscheinlich, welche Prozedur du aktuell durchmachst. Das Gesicht verliert an Kontur und Definition. Die gute Nachricht: Niemand muss das hinnehmen. Sich gern im Spiegel anzuschauen sollte auch während der Therapie ein erstrebenswertes Ziel sein. Mit folgenden Tipps gibt es Abhilfe:

Die Augenbrauen kannst du mit einem Augenbrauenstift, sogenannter Eyebrow Pomade oder Augenbrauenpuder nachmalen, solange noch einzelne Haare vorhanden sind. Im Kosmetikregal gibt es dazu inzwischen reichlich Auswahl – lieber eine Nuance heller wählen, sonst wirkt es zu hart. Manche kommen sogar gut zurecht mit einfachem dunklem Lidschatten.

Nach diversen Selbstversuchen hat sich die wasserfeste Variante eines Augenbrauenstiftes allerdings als die beste Option erwiesen – alle anderen Lösungen haben eine begrenzte Haltbarkeit, sodass sich nach einigen Stunden schon Lücken zeigen, insbesondere wenn man schwitzt. Wasserfeste Stifte gibt es unter anderem von Catrice, Essence, Maybelline, Artdeco oder Trend it up.

Sind die Augenbrauen ganz verschwunden, wird es schon komplizierter. Allerdings gibt es auch hier einen tollen Trick: die »Drei-Punkte-Technik«.

Lege einen Stift oder Pinsel senkrecht vom Nasenflügel zum inneren Augenwinkel an. Der Punkt, an dem der Stift auf dem Brauenbereich aufliegt, ist der Startpunkt. Nun verbinde mit dem Stift Nasenflügel und Pupille – so ermittelst du den höchsten Punkt der Braue. Für den Endpunkt werden Nasenflügel und äußerer Augenwinkel verbunden. Orientierung gibt zudem der tastbare Knochen der Augenhöhle.

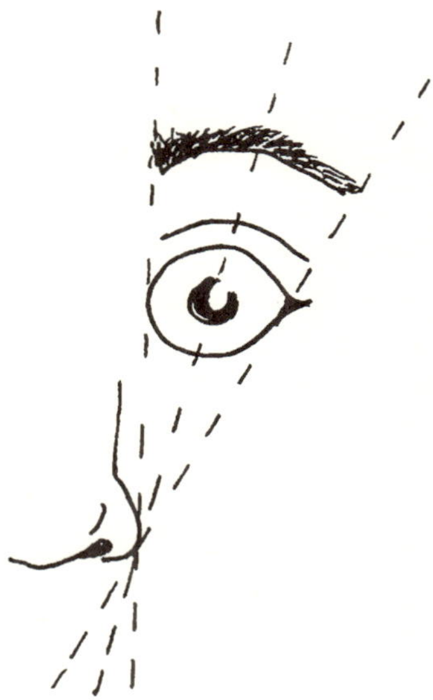

Eine Alternative zum Malen sind aufklebbare Brauentattoos. Diese sollen bis zu drei Tage halten und sind online erhältlich. Von Microblading oder Permanent Make-up lass während der Chemo lieber die Finger weg – die Infektionsgefahr ist in dieser Zeit einfach zu groß.

Ohne Wimpern schaut einem im Spiegel ein noch »kahleres« Gesicht entgegen. Aber auch dagegen ist ein Kraut gewachsen, besser gesagt eine Lösung aus dem Kosmetikregal: Sind noch ein paar Wimpern da, kannst du die Lücken mit Mascara im wahrsten Sinne ver-tuschen oder einzelne künstliche Wimpern in die Lücken kleben. Wenn der Kahlschlag eingesetzt hat und man die Mühe nicht scheut: Künstliche Wimpernkränze ersetzen die fehlende Pracht. Sie sind in Drogerien, Parfümerien oder online erhältlich. Entweder werden sie mit speziellem Kleber befestigt oder, der neueste Schrei: mit magnetischem Eyeliner (zum Beispiel von Ardell, Kiss oder Artdeco). Am besten ausprobieren, womit du gut zurechtkommst. Für die schnelle Lösung kannst du zum Kaschieren einfach mit Eyeliner oder Kajal eine Linie am Wimpernrand ziehen.

Auch hier bitte nicht erschrecken: In manchen Fällen verabschieden sich die Wimpern Wochen oder gar Monate nach Ende der Chemo erneut – kommen aber bald wieder. Wimpernseren sollen das Wachstum beschleunigen.

Look good, feel better

Ein ganz besonderer Tipp: Die gemeinnützige Organisation »DKMS Life« bietet bundesweit kostenlose Kosmetikseminare für Krebspatientinnen an. Unter dem Motto »Look good, feel better« geben speziell geschulte Kosmetik-Expertinnen weitere Anleitungen und Tipps, wie du dich in der Therapiezeit pflegen und schminken kannst. Anmelden kannst du dich unter dkms-life.de. Auf dem dazugehörigen YouTube-Kanal findest du Tutorials zum Schminken oder Tücherbinden. Als Teilnehmerin erhält man kostenlos eine prall gefüllte Kosmetiktasche, mit deren Inhalt man im Seminar direkt loslegen kann.

Deine Pinsel solltest du übrigens aus Hygienegründen während der Chemozeit alle paar Tage auswaschen.

Pünktlich zwei Wochen nach Chemo Nummer 1 war es so weit: Mit der Hand durch die Haare, und da war das erste Büschel. Das tut nicht weh, es ist eher überraschend, wie leicht man sich die Haare vom Kopf ziehen kann. Ich habe mich sehr davor gefürchtet und die ganze Zeit gehofft, dass ich verschont bleibe – was Quatsch ist, denn dann würde etwas mit dem Chemo-Medikament nicht stimmen. Und ja: Mir tat es sehr weh, den Kopfputz dahinschwinden zu sehen, ich kann es nicht beschönigen.

In meiner Fantasie lag morgens beim Aufwachen mein komplettes Haupthaar auf dem Kissen, und mein Kopf war spiegelblank. Das ist wohl aber eher eines dieser Schreckensbilder, die sich zum Glück nicht bewahrheiten. Man hat eine gewisse Zeit, sich Strähne für Strähne zu verabschieden. Das habe ich auch so lange durchgehalten, bis ich Gollum aus »Herr der Ringe« in Sachen Frisur zum Verwechseln ähnlich sah. Damit war der Zeitpunkt gekommen: Die Friseurin hängte ein Tuch über den Spiegel, rasierte den kläglichen Rest vom Kopf, bittere Tränen flossen – nicht bei ihr, umso mehr bei mir. Perücke drauf und mit einer gewissen Erleichterung wieder raus aus dem Laden, denn der nächste Meilenstein war geschafft. Und es fühlte sich unheimlich gut an, wieder auszusehen wie ein »normaler« Mensch.

Tatsächlich habe ich mich nach ein paar Monaten sogar selbst bei dem Gedanken ertappt, mich langsam an die Glatze zu gewöhnen – wahrscheinlich gewöhnt man sich an alles im Leben, über kurz oder lang. Trotzdem war ich sehr glücklich, wenige Wochen nach Ende der Chemo die Haare wieder sprießen zu sehen.

Egal wie ich mich gefühlt habe, ich habe mir jeden Tag ein Gesicht aufgemalt, wie ich das gern nenne. Auf dem Kopf gab es einen munteren Wechsel zwischen Perücke und Haarkranz mit Mütze. Ich wollte einfach nicht so aussehen, wie ich mich zeitweise fühlte – und ich wollte »draußen« nicht darauf angesprochen werden.

Mundschleimhaut und Zähne

Beschwerden im Mund treten vor allem in den Tagen nach den Infusionen auf und bessern sich dann nach und nach – bis es dann mit der nächsten Runde Chemo wieder losgeht. Saure, bittere oder zu heiße Lebensmittel solltest du lieber meiden; weiche Kost ist besser als knusprige oder harte, denn diese kann die Mundschleimhaut verletzen. Alkohol und Rauchen stehen für die sensibel gewordene Schnute leider auch auf der Verbannungsliste. Generell wichtig: viel trinken, und das möglichst ohne Zucker und Kohlensäure. Hier eine Reihe von Tipps, wie du Beschwerden im Mund lindern kannst:

- Bevor die Chemo startet, ist ein Termin beim Zahnarzt empfehlenswert, um die Beißerchen überprüfen zu lassen. Eine professionelle Zahnreinigung oder Zahn-OP während der Chemo solltest du vermeiden, da die Infektionsgefahr zu groß ist. Nimm während der ganzen Therapiezeit eine weiche Zahnbürste, um Verletzungen im Mund zu verhindern, und putze besser einmal zu viel als zu wenig. Von scharfen Zahncremes lieber die Finger lassen, geeignete Cremes sind solche ohne Menthol (zum Beispiel

Weleda Calendula-Zahncreme, Elmex Mentholfrei, Sante Bio Zahncreme Myrrhe). Nicht jedermanns Sache: Ölziehen morgens vor dem Frühstück, mit Oliven- oder Kokosöl. Diese Praxis wirkt desinfizierend, entgiftend und dringt in jeden Zahnzwischenraum vor. Sollte die Chemo doch einen Zahn auf dem Gewissen haben: Es gibt ein paar Zusatz-Versicherungen, die sogar dann noch zahlen, wenn das Problem bei Vertragsabschluss schon besteht.

- Die Mundschleimhaut oder das Zahnfleisch reagieren auf die Zellgifte der Chemo oft mit Schmerzen, Entzündungen oder Blutungen. Schon während die Infusion läuft, kannst du vorbeugen, indem du Eiswürfel oder gefrorene Ananasstücke lutschst – Letztere gibt es fertig geschnitten im Supermarkt. Durch die Kälte wird die Reaktion im Mund auf die Medikamente abgeschwächt, und die Ananas liefert on top noch entzündungshemmende Enzyme. Trocken kann es im Mund nach einigen Tagen ebenfalls werden. Gegen das Wüstenfeeling helfen Feuchtigkeitsgele oder -sprays (zum Beispiel von Dentaid, Saseem), Zitronenbonbons, mentholfreie Kaugummis oder spezielle Lutschtabletten (zum Beispiel Xerodent, Gelo Revoice, Isla).
- Ansonsten gilt für die Mundpflege: spülen, spülen und noch mal spülen. Es gibt Mundspülungen aus der Apotheke (zum Beispiel Glandomed, Salviathymol-Tropfen oder Myrrhe-Tinktur in Wasser), oder du kannst sie dir auch ganz einfach selbst herstellen. Es eignen sich verdünnte Tees (Kamillentee, Thymiantee; Salbeitee desinfiziert zwar, trocknet aber gleichzeitig aus) oder Natriumchlorid-Lösung (Emser Salz in Wasser auflösen, gibt es portioniert in Drogerie oder Apotheke). Spezialtipp von einer Chemoambulanz-Schwester: 1 Liter stilles Mineralwasser aufkochen, 5 Nelken dazu, kurz aufkochen; abkühlen lassen und ein Päckchen Natron dazu.
- Kommt es trotz der vorbeugenden Maßnahmen doch zu kleinen Verletzungen oder Bläschen, helfen Lutschtabletten mit dem Wirkstoff Panthenol, der heilende Wirkung auf die Schleimhaut hat (zum Beispiel von Jenapharm), Mundgele (zum Beispiel

InfectoGingi), Traumeel Ampullen (mehrmals täglich mit dem Inhalt einer Ampulle spülen) oder Mundsprays (zum Beispiel Vea Oris). Bläschen (Aphthen) kannst du mit Myrrhe- oder Propolistinktur betupfen. Bei Schmerzen helfen spezielle Gels und Spülungen wie Recessan, Dolo Dobendan oder Dynexan.
- Auch auf der Zunge kann die Therapie Spuren hinterlassen: Beläge können sich bilden. Wenn Sie sich gelb verfärben, könnte das eine Pilzinfektion sein – Spülen mit Teebaumöl in Wasser kann sie im Anfangsstadium noch bekämpfen; wenn es nicht besser wird, dann ab zum Arzt.
- Wenn dein Mund zu trocken ist, kannst du den Speichelfluss anregen durch bittere Getränke wie Bitter Lemon oder Tonic Water, durch Pfefferminztee, Kaugummikauen oder Bonbonlutschen. Falls das alles nicht funktioniert: Der Arzt kann dir Medikamente verschreiben, die den Speichelfluss anregen.

Nasenschleimhaut

Auch im Riechorgan kann Trockenheit Einzug halten – dadurch bist du anfälliger für Viren oder für Nasenbluten. Mit Nasenspülungen oder Nasenbalsam (zum Beispiel von Emser oder Bepanthen) kannst du sie feucht halten. Noch effektiver sind Sprays, weil sie in die hinteren Winkel vordringen, am besten ölhaltige (zum Beispiel Gelositin oder Nozoil). Trockene Raumluft ist auch nicht förderlich, daher so oft wie möglich raus an die frische Luft!

Die Nase läuft und läuft, obwohl die Schleimhäute durch die Therapie eigentlich trocken sein müssten? Das ist kein Schnupfen, die Schleimhäute sind gereizt und produzieren übermäßig viel Sekret. Die Nase benötigt dieselbe Pflege wie bei Trockenheit. Als kleines »Wundermittel« gilt Engelwurzbalsam: zweimal am Tag auf Nasenwurzel und Nase (von außen) verreiben – soll übrigens auch bei Erkältungen und anderen Nasennebenhöhlenproblemen gut helfen.

Schleimhaut der Speiseröhre und des Magens

Beim Schlucken kann es sich hinter dem Brustbein manchmal anfühlen, als hättest du Kieselstein-Soufflé gegessen, oder es kann brennen: Auch die Schleimhaut der Speiseröhre kann durch die Chemo gereizt sein, ebenso kann aufsteigende Magensäure, also ein Reflux, die Schleimhaut zusätzlich piesacken. Weiche Kost ist daher die bessere Wahl: Suppen, Brei, Porridge … Wenn die Power nicht zum Kochen reicht, tut's auch mal Babynahrung; jedenfalls lieber nichts essen, was an der Schleimhaut »entlangscheuern« kann.

Nach dem Essen solltest du dich nicht flach hinlegen, das erschwert die Verdauung; Kaffee, Alkohol, Saures, Scharfes und Rauchen fördern die Reizung. In Ruhe essen, lieber mehrere kleine Mahlzeiten. Falls der Reflux aus dem Magen ausgeprägt ist beziehungsweise deine Magenschleimhaut gereizt, kann dein Arzt dir einen Säureblocker verschreiben. Zuvor kannst du versuchen, ob dir das Kauen von Mandeln oder Bananen Linderung verschafft. Außerdem hilfreich sind: Hirsebrei, Trinkmoor (aus der Apotheke), Natron in Wasser gelöst (Achtung, meist folgt eine Aufstoß-Fanfare), Haferflocken, Heilerde (gibt es auch in Kapselform, bindet Säure) und geschroteter Leinsamen. Seine Wirkstoffe legen sich wie ein Schutzfilm über die Magenschleimhaut: drei Esslöffel mit 200 ml heißem Wasser verrühren, ziehen lassen und dann essen. Aus der Homöopathie-Ecke versprechen Nux Vomica, Mucosa comp. oder Gastritis-Hevert Complex sanfte Abhilfe.

Vaginalschleimhaut

Da die Antihormontherapie ebenso wie die Chemo »untenrum« für Trockenheit sorgt, findest du hierzu Tipps im Kapitel »Nebenwirkungen der Antihormontherapie«.

Polyneuropathie

Bei einer Polyneuropathie ist ein Teil des Nervensystems in seiner Funktion gestört, häufig betrifft das die peripheren Nerven, die Arme und Beine versorgen. Vor allem taxanhaltige Chemotherapeutika und auch Platin-Derivate können die Nerven schädigen – und das kommt alles andere als selten vor: Etwa ein Drittel aller Chemo-Patientinnen klagt über Kribbeln und Taubheitsgefühle, Muskelzucken, manchmal auch Schmerzen. Die Symptome bilden sich oft nach Ende der Therapie zurück, manche Betroffene aber behalten die Polyneuropathie als bleibendes Andenken.

Eine japanische Studie hat gezeigt, dass die Kühlung von Händen und Füßen während der Infusion diese Schäden reduzieren und manchmal auch verhindern kann. Der Mechanismus: Durch die Kälte wird die Durchblutung reduziert, und das Gift kann dadurch vor Ort weniger Schäden ausrichten. Einige Kliniken stellen daher Kühlhandschuhe und -füßlinge bereit – falls es in deiner Chemo-Ambulanz so nicht gehandhabt wird, kannst du dir die kalten Helfer über die Apotheke oder online besorgen und sie tiefgekühlt zum Infusionstermin mitnehmen. Notfalls tun es auch Coolpacks, die du dir von beiden Seiten auf Hände und Füße legst. Eine andere japanische Studie belegt, dass enge OP-Handschuhe eine ähnliche Wirkung haben. Für die Füße sind daher auch Kompressionssocken sinnvoll. Gleich vorweg: Es ist ziemlich unangenehm, Hände und Füße zu frosten, aber beiße dich durch, es lohnt sich – auch für die Nägel, die dadurch weniger Schäden erleiden.

- Um die Nerven während der Therapiezeit zu fordern, kannst du die Hände mit einem Igelball beschäftigen – am besten im Auto, am Bett, im Wohnzimmer einen deponieren. Auch hilfreich sind Massage- oder Nadelroller, Akupressurmatten, Aconit-Schmerzöl und Wechselbäder. Für die Füße gibt es Massage-Rollbretter.
- Übergewicht und geringe körperliche Aktivität können eine Polyneuropathie verschlechtern. In der Anschlussheilbehandlung werden vorhandene Beschwerden mit Physio-, Ergo- und Elektrotherapie behandelt.
- Aus der Naturheilkunde: Unruhige Beine freuen sich über eine Einreibung mit Lavendelöl. Mit der Einnahme von CBD-Öl gibt es positive Erfahrungen, die Wirkung ist aber noch nicht durch Studien belegt (Achtung, eine Antihormontherapie verträgt sich nicht mit CBD!). Anders bei der Akupunktur: Ihre Wirkung auf die Polyneuropathie ist inzwischen nachgewiesen.
- Apotheken bieten Nahrungsergänzungspräparate an, die die Symptome verbessern sollen: Das sind unter anderem Keltican Forte, Doloctan oder Onlife. Auch B-Vitamine können – bei

nachgewiesenem Mangel – helfen. Ein Wirkstoff des Mutterkrauts konnte im Tierversuch Nerven zum Wachstum anregen, weitere Forschung ist hier aber noch nötig.
- Bei starken Beschwerden kann der Arzt Medikamente wie Ionenkanalblocker oder niedrig dosierte Antidepressiva verschreiben, die die Schmerzverarbeitung verbessern.

Finger- und Fußnägel

Maniküre und Pediküre sind dir sonst eher lästig? Jetzt solltest du dich um deine Nägel kümmern. Denn was noch viel lästiger wäre, sind Entzündungen, Verfärbungen oder gar der Verlust der Nägel (ja, das kann passieren). Die Chemotherapie ist nicht nett zu den Nägeln und macht sie zudem empfindlich gegen UV-Licht, gegen das du sie schützen solltest.

- Der beste UV-Schutz ist Nagellack: als unterste Schicht einen siliziumhaltigen Basislack (zum Beispiel La Roche-Posay Silicium Top Coat oder Sililevo) und darüber möglichst dunklen Farblack mit UV-Schutz (zum Beispiel von Eye Care oder Même). Während der gesamten Therapie und sechs Monate danach dürfen die Nägel nicht ans Tageslicht. Wer sich mit Farblack überhaupt nicht anfreunden kann, sollte wenigstens nicht auf den Basislack verzichten. Gilt übrigens für Hände *und* Füße!
- Schneide die Nägel kurz, so können sie nicht so leicht einreißen oder abbrechen.
- Trage bei Haus- oder Gartenarbeit Handschuhe.
- Creme deine Hände mehrmals täglich ein, und morgens und abends deine Füße – am besten mit harnstoffhaltigen Cremes.
- Gelnägel während der Therapie werden nicht empfohlen, sie können ein Infektionsrisiko darstellen.
- Wenn sich ein Nagel entzündet hat: in Salzwasser oder einer Lösung aus Betaisodonna mit lauwarmem Wasser und Olivenöl baden, danach mit Tannolact- oder Tyrosursalbe einschmieren.
- Die Kühlungshandschuhe während der Taxan-Infusionen schützen die Nägel ebenfalls vor dem Einfluss der Chemo.

Hand-Fuß-Syndrom

Darunter versteht man entzündliche Hautveränderungen an den Handinnenflächen und an den Fußsohlen. Besonders Capecitabin und 5-Fluorouracil können dieses Syndrom auslösen: Die Haut schuppt sich, kribbelt und wird taub. Der Arzt wird je nach Symptom Cortisonsalbe oder Umschläge mit Antiseptika verordnen. Weitere Helferlein sind: harnstoffhaltige Cremes, Hanföl, Calendula-Salbe und ein Teilbad mit abgekochtem Leinsamen (zweimal am Tag eine Handvoll geschroteten Leinsamen in Wasser fünf Minuten kochen und abkühlen lassen). Vermeiden solltest du Reibung und Wärmeeinwirkung, enge Schuhe, Sonnenbestrahlung, Saunagänge; zum Spülen und Putzen unbedingt Handschuhe tragen.

Übelkeit und Erbrechen

Nun geht es um die mit gefürchtetste Nebenwirkung der Chemotherapie. Zu deiner Beruhigung: Inzwischen gibt es eine Auswahl an Medikamenten, die schon vor oder während der Chemotherapie gegeben werden, sodass Übelkeit und Erbrechen erst gar nicht auftreten. Die Verordnungen unterscheiden sich aber je nach Brustzentrum. Cortison gehört in den meisten Fällen dazu, da es zudem auch allergische Reaktionen verhindern kann. Wenn ein Präparat dir nicht hilft, frage nach einem anderen. Es gibt hier unter anderem folgende Medikamente bzw. Wirkstoffe: MCP, Ondansetron, Akynzeo, Vergentan, Aprepitant oder Granisetron. Das kannst du sonst noch tun:

- Akupressur-Armbänder (zum Beispiel Sea Band) stimulieren einen Akupressurpunkt am Handgelenk, der die Übelkeit im Zaum halten soll.
- An Aromaöl schnuppern (zum Beispiel Zitrone oder Minze) kann Übelkeitsanflüge schon während der Infusion verhindern, ebenso Kaugummi kauen oder Bonbons lutschen.
- Hilfreiche homöopathische Präparate gegen die Übelkeit: Nux Vomica und Okoubaka.
- Tee aus frischer Ingwerwurzel gilt als Allzweckwaffe gegen das Unwohlsein – weniger konzentriert mit viel Wasser aufgegossen

und abgekühlt ist er auch eine Alternative zu geschmacksneutralem Wasser. Mit ein paar Stängeln Minze kannst du den Geschmack noch aufpeppen.
- Wenn du nichts essen magst: Versuche es wenigstens mit Bananen, Salzbrezeln, Kartoffelbrei, Zwieback oder Brühe, also Leichtverdaulichem. Vermeide süße, blähende oder fettige Speisen. Wie bei Durchfällen gehen durch Erbrechen viel Flüssigkeit und Mineralstoffe verloren. Wichtig ist daher, ausreichend zu trinken, besser in kleinen Schlucken.
- Starke Gerüche können die Übelkeit verstärken – wenn es dir schon beim Kochen hochkommt, am besten großzügig vorkochen und einfrieren, so verbringst du weniger Zeit in den duftenden Dämpfen der Küche.

Appetitlosigkeit und Geschmacksveränderungen

Ohne Appetit kein Essen, und ohne Essen Gewichtsverlust – den gilt es aber unbedingt zu vermeiden. Tee aus Schafgarbe oder Enzianwurzel regt den Appetit an; es gibt aber auch fertige Bitterstoffe (zum Beispiel Bitterliebe). Mein Tipp: Stelle dir in der ganzen Wohnung kleine Portionen mit Leckereien in den Weg, damit du einfach zugreifen kannst.

Durch die Therapie kann es zu Geschmacksveränderungen kommen: Gewohnt Leckeres schmeckt nach nichts (viele sagen »nach Pappkarton«) oder gänzlich anders als bekannt. Nach Ende der Chemo kommt der Geschmackssinn langsam wieder, es kann mitunter aber etwas dauern.

Versuche folgende Tricks, um es dir schmackhafter zu machen:
- Würze dein Essen mit frischen Kräutern oder einem Spritzer Zitrone.
- Für einen besseren Geschmack ist die Mundhygiene wichtig, siehe Unterpunkt »Zähne und Mundraum«. Spüle vor und nach jedem Essen deinen Mund aus.
- Wasser mit Zitronensaft, Bitter Lemon oder Tonic Water, Pfefferminztee oder ungesüßter schwarzer Tee sind geeignete Getränke vor und während dem Essen, damit es besser mundet.

- Oftmals schmeckt das Essen metallisch. Probiere in diesem Fall Plastikbesteck aus.
- Rotes Fleisch kann bitter schmecken – tausche es aus gegen weißes Fleisch (Huhn, Fisch).
- Zuckerfreie Bonbons oder Kaugummis zwischendurch helfen bei unangenehmem Geschmack im Mund, ebenso das Kauen von Petersilie oder Lutschen von tiefgekühlten Ananasstücken.

Blutwerte

Während der Chemotherapie werden deine Blutwerte regelmäßig überprüft. Diese Checks umfassen unter anderem die weißen und roten Blutkörperchen, den Hämoglobinwert, die Thrombozyten, manchmal auch die Nieren- und Leberwerte – abhängig von den Chemo-Medikamenten und auch von den Standards in der Klinik.

Sollten die weißen Blutkörperchen zu sehr absinken, wird dir der Onkologe in manchen Fällen zu Spritzen raten, die das Knochenmark anregen, neue weiße Blutkörperchen (Leukozyten) zu bilden. Die Nebenwirkungen dieser Spritzen können ziemlich unangenehm sein (Muskel-, Knochenschmerzen, Müdigkeit), sind aber angesichts der Alternative wohl noch die bessere Wahl: Sinkt die Zahl der Leukozyten zu sehr ab, steigt die Infektanfälligkeit, Fieber kann auftreten, und in manchen Fällen endet dieser Zustand (die sogenannte Neutropenie) auf der Isolierstation. Die Spritze wird 24 Stunden nach der Chemo-Infusion unter die Haut gegeben – inzwischen gibt es sogar kleine Einweg-Geräte, die auf den Oberarm geklebt werden und die Injektion selbstständig erledigen.

Fällt der Hämoglobinwert (HB-Wert) ab, kann der Körper weniger Sauerstoff transportieren, und man spricht von einer Anämie. Sofern du einen Eisenmangel hast, wird dir der Arzt eventuell zu Eisentabletten raten; viele Patientinnen haben zudem gute Erfahrungen mit Eisensaft (zum Beispiel Floradix) gemacht. Auch mit eisenhaltigen Lebensmitteln kann man hier gegensteuern – Fleisch, Hülsenfrüchte, grünes Blattgemüse, Rote Beete oder Nüsse enthalten viel davon. Ferrum phosphoricum 5 × 5 Tabletten täglich verbessern die Eisenaufnahme. In Kombination mit Vitamin C ist Eisen noch besser verwertbar, daher kombiniere deine Speisen zum Beispiel mit etwas Zitronensaft. Ist der HB-Wert oder der Hämatokritwert sehr niedrig und will sich nicht recht erholen, sind auch Bluttransfusionen möglich. Die Gabe von Medikamenten, die die Blutbildung anregen (EPO), ist ebenfalls eine Option – aber nicht ganz unumstritten: Möglicherweise beschleunigen die Präparate das Tumorwachstum, das sind zumindest die Ergebnisse der PREPARE-Studie und einer Metaanalyse von 51 Studien der Northwestern University in Chicago.

Wassereinlagerungen

Oft ist Cortison verantwortlich für aufgequollenes Gewebe – salzarmes Essen sollte dann auf dem Speiseplan stehen. Brennnesseltee oder Reis entwässern; ein Bad mit Meersalz, die Beine hochlagern oder Umschläge mit Retterspitz können ebenfalls helfen. Viel Bewegung ist jetzt wichtig – und wenn es nur Spaziergänge sind.

Leber und Nieren

Die Chemotherapie belastet Leber und Nieren stark – das kann sich mitunter auch an den Blutwerten zeigen. Um den Organen ein bisschen zur Seite zu springen, kannst du sie mit speziellen Teemischungen unterstützen (zum Beispiel Leber-Galle-Tee, Nieren-Blasen-Tee).

Der sogenannte Leberwickel ist eine Anwendung aus der Naturheilkunde, der inzwischen auch in der Integrativen Onkologie seinen Platz hat. Durch die feuchte Wärme wird die Leber stärker durchblutet und so in ihrer Arbeit unterstützt. Hierzu tränkt man ein kleines Handtuch mit noch warmem Schafgarbentee oder mit Brottrunk (notfalls tut es auch mal warmes Wasser), legt dies doppelt gefaltet auf den Bereich der Leber (der Bauchbereich unterhalb der rechten Brust, von dir aus gesehen). Darauf kommt eine Wärmeflasche, dann das Ganze mit einem Handtuch umwickeln und für eine halbe Stunde ruhen. Die beste Zeit hierfür ist mittags, da die Leber um diese Zeit die größte Arbeit verrichtet. Aber auch abends vor dem Schlafengehen ist ein guter Zeitpunkt, da der Wickel um diese Zeit schön müde macht. Sollte deine Haut in diesem Bereich Entzündungen aufweisen, bitte auf den Leberwickel verzichten.

Nahrungsergänzung mit Artischockenextrakt unterstützt die Fettverdauung. Präparate mit dem Wirkstoff Silymarin aus der Mariendistel sind eine wirksame Lösung bei schlechten Leberwerten. Sie helfen der Leber bei der Entgiftung und stimulieren die Neubildung von Leberzellen. Auch hier gilt: Rücksprache halten mit dem Onkologen, mit manchen Chemo-Medikamenten verträgt sich Silymarin nicht.

Die Initiative »Brustkrebs Deutschland« empfiehlt auf ihrer Homepage einen wohlschmeckenden Ausleitungstee, der die Organe sanft unterstützt. Die Rezeptur: Brennnessel, Birkenblätter, Hagebutten, Löwenzahn, Pfefferminzblätter, Holunderblüten und Schafgarbe zu gleichen Teilen in der Apotheke mischen lassen. Ein gehäufter Teelöffel auf zwei Tassen, fünf Minuten ziehen lassen. Zwei bis drei Tassen pro Tag während der Chemophase trinken (nicht am Infusionstag), nach Ende der Chemo alle ein bis zwei Tage eine Tasse.

Verstopfung und andere Darmgeschichten

Rien ne va plus. Auch das kann therapiebedingt vorkommen. Aber was raus muss, muss raus. Ballaststoffhaltige Nahrung ist jetzt wichtig, sie quillt im Darm auf und regt seine Tätigkeit dadurch an.

- Trinke ausreichend, mindestens zwei Liter – das solltest du auch ohne Verstopfung tun.
- Sofern du die Energie dazu hast, bewege dich, um die Verdauung in Schwung zu bringen – auch ein Spaziergang ist schon nützlich.
- Hilfreich ist ein Pulver zum Anrühren mit dem Wirkstoff Macrogol aus der Apotheke. Noch schneller wirken Mini-Klistiere (zum Beispiel Microlax). Wer es auf natürlichem Wege probieren möchte: Milchzucker in Wasser rühren hat einen ähnlichen Effekt (nicht geeignet bei Lactose-Intoleranz). Oft ebenso effektiv: Flohsamenschalen. Ein Teelöffel in ein Glas Wasser geben und trinken – wirkt paradoxerweise übrigens sowohl bei Verstopfung als auch bei Durchfall, die Menge des Wassers macht hier den Unterschied (bei Verstopfung großzügig verdünnen).
- Stopfende Lebensmittel wie Bananen oder dunkle Schokolade (siehe auch im Absatz »Durchfall«) solltest du meiden.

Besonders bei Verstopfung solltest du deinen Allerwertesten pflegen – Schutzcremes wie Deumavan verhindern Risse am Anus. Ist es doch dazu gekommen, hilft Zinksalbe oder Penatencreme oder ein Bad in Eichenrinde- oder Kamillen-Lösung. Feuchtes Klopapier leistet gute Dienste, mit trockenem richtet man manchmal noch mehr Schaden an.

- Gerade in den Tagen nach den Infusionen wird die Darmschleimhaut auf den Kopf gestellt – das äußert sich, neben den Verstopfungen, auch gern mal mit heftigen Blähungen. Vermeide daher zusätzlich blähende Speisen.
- Aus der Naturheilkunde: Einen Teelöffel Kümmel zerstoßen und mit heißem Wasser übergießen, zehn Minuten ziehen lassen und trinken. Alternativ gibt es fertig angemischten Anis-Fenchel-Kümmel-Tee. Die schnellere Lösung bei Blähungen sind Medikamente mit dem Wirkstoff Simeticon (zum Beispiel Imogas, Lefax).

Weil die Schleimhäute des Darmes durch die Chemo-Medikamente ebenfalls in Mitleidenschaft gezogen werden, kann dich Durchfall heimsuchen. Auch hier gibt es zur Entlastung zahlreiche Tipps, die du ausprobieren kannst.

- Trinke ausreichend, denn dein Körper verliert durch den Durchfall Flüssigkeit und damit auch wichtige Elektrolyte. Gut geeignet sind Wasser, verdünnte Säfte, Brühe oder Tee.
- Salzgebäck oder Brühe füllen den Elektrolytspeicher wieder auf; in der Apotheke gibt es zudem Beutelchen mit Elektrolytpulver zum Anrühren. Eine Elektrolytlösung kannst du dir aber auch selbst anrühren: ein halber Teelöffel Salz und fünf Teelöffel Traubenzucker in einem halben Liter Wasser auflösen.
- In der Zeit nur Leichtverdauliches essen; stopfend wirkende Lebensmittel sind Bananen, geriebene Äpfel, getrocknete Heidelbeeren oder dunkle Schokolade. Auch der gute alte Zwieback ist empfehlenswert (wenn die Mundschleimhaut mitmacht).
- Empfohlene Mittel aus der Naturheilkunde sind Heilerde, Kohletabletten, Flohsamenschalen oder das homöopathische Präparat Okoubaka D6.

- Joghurt, Perenterol oder Brottrunk bauen die gereizte Darmschleimhaut wieder auf. Das Schleimhaut-Therapeutikum Colibiogen leistet während der Chemo gute Dienste.
- Als Geheimtipp gilt die Moro-Suppe:
  500 g Karotten schälen, in grobe Stücke schneiden und zusammen mit 1 Liter Wasser 1,5 Stunden lang kochen. Dann abseihen, pürieren und mit kochendem Wasser wieder auf insgesamt 1 Liter auffüllen, 1 gestrichenen Teelöffel Salz dazugeben. Wichtig ist die lange Kochzeit, weil sich nur so die heilsamen Stoffe bilden. Mehrere Portionen über den Tag verteilt essen.
  Falls der Durchfall länger anhält oder massiv ausgeprägt ist, Fieber auftritt oder Blut im Stuhl, informiere deinen Arzt.

Sollte deine Verdauung auch noch lange nach Therapieende nicht wieder in geregelten Bahnen verlaufen, macht eine Darmflora-Analyse Sinn – im Darm sitzen große Teile des Immunsystems, daher ist es wichtig, dass hier wieder Ordnung herrscht.

Schlafstörungen

Du liegst im Bett und wartest, dass dich Morpheus, der Gott der Träume, an der Hand nimmt und in sein Reich führt. Und wartest, und wartest … und wälzt dich hin und her. Besonders in den ersten Tagen nach der Infusion kann dir die Therapie den Schlaf rauben. Schuld sind die Chemo-Medikamente oder die Begleitmedikation wie Cortison; aber auch die hormonellen Veränderungen, die durch die Chemo verursacht werden, können deine Nachtruhe stören.

Bevor dir der Arzt ein starkes Schlafmittel verschreibt, gibt es noch andere Lösungen – diese aber bitte immer absprechen:

Melatonin ist ein natürliches Schlafhormon und in Kapsel- oder Sprayform erhältlich.

Antiallergische Medikamente früherer Generationen werden inzwischen an Schlaflose verkauft, da sie schön müde machen und zudem nicht abhängig. Sie sind keine Dauerlösung, aber allemal besser als der negative Effekt von Schlafmangel. Es gibt sie rezeptfrei in der Apotheke (zum Beispiel Fenistil, Hoggar Night).

Auch die Naturheilkunde bietet Lösungen: Avena Sativa D1 (vier Stunden vor dem Schlafengehen stündlich zehn Tropfen), Passiflora Nerventonikum, Melissentee oder ein warmes Fußbad mit Lavendelöl. Lavendel beruhigt auch als Kopfkissenspray oder in Kapselform (Lasea). Der bereits erwähnte Leberwickel macht, angewendet am Abend, ebenfalls müde. Achtung, Baldrian als Einschlafhelfer verträgt sich aber nicht mit dem Chemo-Medikament Cyclophosphamid und Tamoxifen.

Auch die ayurvedische Medizin hat Mittelchen für Schlaflose: »Goldene Milch« am Abend beruhigt (das Rezept ist online leicht zu finden); Ashwaganda, eine Heilpflanze, heißt nicht umsonst auch Schlafbeere. Extrakte gibt es inzwischen sogar im Drogeriemarkt. Möglicherweise hat die Pflanze sogar tumorhemmende Eigenschaften, hier fehlen aber weitere Daten.

Meditation, Entspannungsmusik, autogenes Training, Yoga oder progressive Muskelentspannung nach Jacobson helfen ebenfalls dabei, dich ins Schlummerland zu befördern. Geführte Meditationen findest du auf YouTube; es gibt zudem spezielle Meditations-Apps zum Download.

Wenn du mitten in der Nacht wach wirst und nicht mehr einschlafen kannst, setze dich nicht unter Druck. Stehe auf, beschäftige dich mit einem Buch oder höre Musik und gehe dann erst wieder ins Bett, wenn du müde wirst. Das Phänomen der »Restless Legs«, also der unruhigen Beine, kann durch die Chemo auftreten und belastet besonders nachts. Magnesium, Eisgel oder kaltes Abduschen der Beine vorm Schlafengehen können helfen.

Blasenentzündung

Das Chemotherapeutikum Cyclophosphamid kann die Blase angreifen und dort zu Entzündungen führen. Verhindert werden kann das mit dem Wirkstoff Mesna, der zur Chemotherapie dazugegeben wird. Selbst kannst du auch etwas beisteuern: viel trinken! So wird die Blase gut durchspült, und das Cyclophosphamid verweilt dadurch dort nicht allzu lang. Falls es dich doch erwischt: Bevor du als letzten Ausweg Antibiotika nimmst, probiere es mit Birken-Mannose – gibt es in der Apotheke und in Drogerien. Es gibt auch Mannose aus Mais, diese soll aber weniger gut wirksam sein.

Fruchtbarkeit und Wechseljahre

Die Eierstöcke werden von der Chemotherapie in Mitleidenschaft gezogen – wenn du noch jung bist und die Familienplanung nicht abgeschlossen ist: Im Kapitel »Diagnose – Familienplanung« erfährst du mehr.

Wenn du die Wechseljahre noch nicht hinter dir hast: Die Chemo katapultiert dich mitten hinein. Auf all die netten Nebenwirkungen wie Schweißausbrüche oder Gelenkschmerzen wird im Nebenwirkungs-Kapitel ausführlich eingegangen, da die Antihormontherapie den gleichen Effekt hat beziehungsweise ähnliche Symptome hervorrufen kann.

Fatigue

Die Therapie kann als Spät- oder Langzeitfolge eine tiefgreifende Erschöpfung, auch Fatigue genannt, mit sich bringen – was so schön französisch klingt, bedeutet eigentlich bleierne Müdigkeit, die dich die meiste Zeit des Tages begleiten kann. Diese Müdigkeit ist auch eine andere als die, die du kennst, wenn du dich beim Sport ausgepowert hast. Schlaf beseitigt die Fatigue nicht. Auch die Bestrahlung kann dazu beitragen – außer Müdigkeit kommen manchmal auch Konzentrationsprobleme, Schlaflosigkeit, Schwäche oder Unwohlsein nach Anstrengung dazu.

Als Wunderwaffe gegen diese Erschöpfung gilt körperliche Bewegung, bevorzugt an frischer Luft – und wenn es nur ein Spaziergang ist. Auch Entspannungsübungen und ausreichender Schlaf sind wichtige Ansätze, ebenso angenehme Aktivitäten wie ein Kinobesuch oder ein Treffen mit Freunden. Eine Blutarmut kann die Fatigue begünstigen und sollte behandelt werden. Akupunktur kann nachweislich Fatigue mindern. Nahrungsergänzung in Form von Omega 3, Alpha-Liponsäure und Colostrum soll bei Fatigue gute Dienste leisten. Auch Kneipp-Güsse und Bürstenmassagen zur Anregung des Kreislaufs sind tauglich.

In vielen Fällen bildet sich die Fatigue schrittweise wieder zurück – manche behalten sie leider als Souvenir. Weil die Chemo auch das Herz angreifen und das wiederum zu Erschöpfung führen kann, solltest du auch diesen Punkt abklären. Ebenfalls können Schilddrüsenprobleme ursächlich sein.

Auch sollte dein Vitamin- und Spurenelemente-Haushalt ausgeglichen sein. Ausgewogene mediterrane Ernährung ist ebenfalls ein wichtiger Baustein.

Augen

Die durch die Chemo verursachte Trockenheit kann sich auch auf die Augen auswirken. Daher solltest du sie feucht halten und morgens und abends Augentropfen verwenden. Geeignet sind Tropfen mit Hyaluronsäure oder Dexpanthenol (zum Beispiel Bepanthen, Hylo Gel, Artelac Splash) oder homöopathische Präparate (zum Beispiel Chelidonium Rh4).

Tränende Augen sind ebenfalls eine mögliche Begleiterscheinung: Kaum draußen an der frischen Luft, rollen Tränen die Wangen herunter und behindern die Sicht. Augentropfen mit Lipiden sollen hierbei am besten helfen (zum Beispiel Hylovis Lipo oder Artelac Lipids).

Haut allgemein

Auch deine schützende Körperhülle kann durch die Chemo ziemlich austrocknen. Kurzum, es hilft vor allem, viel zu trinken und viel zu cremen – am besten mit einer Urea-haltigen Körperlotion. Urea ist der lateinische Begriff für Harnstoff – keine Sorge, hier geht es nicht um Pipi, der Wirkstoff wird synthetisch hergestellt. Er kann eine Menge Feuchtigkeit in der Haut binden. Cremes mit einem hohen Urea-Anteil führen zum Beispiel die Marken Balea Med, Sebamed oder Eucerin. Auch das Gesicht kann in der Chemozeit etwas mehr Feuchtigkeit vertragen.

Wenn dein Gesicht am Tag der Infusion oder am Folgetag heiß und rot wird: Diese »Chemo-Bäckchen« verschwinden von selbst wieder.

Chemo-Brain

Du erzählst deinem Partner schon zum dritten Mal dieselbe Neuigkeit? Das ist kein Alzheimer, das nennt sich »Chemo-Brain«. Während und nach der Therapie klagen einige Betroffene über Vergesslichkeit oder andere Einschränkungen der geistigen Fähigkeiten. Auch wenn die Chemo unter Verdacht gerät, dieses Phänomen auszulösen: Forscher der Münchner Maximilians-Universität haben mit ihrer COGITO-Studie genauer hingeschaut und festgestellt, dass die Chemo offenbar nur einer von vielen Auslösern ist. Vielmehr wird der Faktor Stress als Hauptverdächtiger gehandelt, da die Diagnose wie ein Trauma wirkt. Eine Therapie, die das Problem verbessert, gibt es bis dato nicht.

Herz

Anthrazykline, der »rote Saft« während der Chemo, aber auch Antikörper oder Checkpoint-Hemmer können in seltenen Fällen Schäden am Herzen verursachen. Die Wahrscheinlichkeit steigt mit dem Alter, auch Bluthochdruck, Diabetes, Herz-Vorerkrankungen und Übergewicht spielen eine Rolle. Sehr wichtig ist daher eine regelmäßige Überwachung deines Herzens – auch noch Jahre nach der Therapie. Wie schon im Therapie-Kapitel erwähnt, gibt es Alternativen, auf die du deinen Onkologen ansprechen solltest. Manche Kliniken haben inzwischen eigene kardio-onkologische Sprechstunden eingerichtet – nützt ja nichts, wenn man den Krebs besiegt, dafür aber das Herz irgendwann streikt. Bei neu auftretenden Problemen wie Herzstolpern oder Atemnot solltest du deinen Arzt benachrichtigen.

Langzeit- und Spätfolgen

Die Chemo ist harter Stoff – entsprechend heftig ist der Einfluss auf den gesamten Körper. Langzeitfolgen sind die, die dir noch Jahre nach der Therapie erhalten bleiben können – wie zum Beispiel die Polyneuropathie oder Fatigue. Spätfolgen zeigen sich erst viele Jahre später.

Es geht hier nicht um Abschreckung, aber wissen sollte man schon, worauf man sich einlässt. Spätfolgen können unter anderem sein: Herz- oder Nierenschäden, Zahnprobleme, Konzentrationsprobleme, Stoffwechsel- oder Schilddrüsenprobleme, chronische Schmerzen, Augen- oder Gehörschäden. Klingt absurd, ist aber so: Die Chemo selbst birgt ein – wenn auch geringes – Risiko, irgendwann selbst Krebs auszulösen. Besonders Anthracycline können noch viele Jahre später eine Leukämie erzeugen.

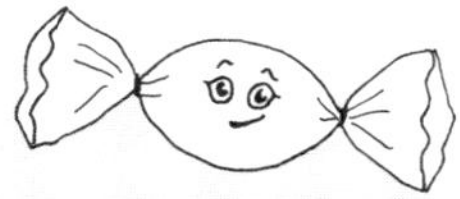

Wissens-Bonbons

- Führe ein Symptom-Tagebuch – so kannst du Zusammenhänge mit der Therapie besser herleiten und hast bei der nächsten Besprechung alles parat. Schreibe dir auch Fragen auf, die du dem Arzt stellen willst.
- Generell gilt: Bewegung, genug Schlaf, der Verzicht auf Zigaretten und Alkohol lassen dich deutlich besser durch die Therapie kommen.

Bestrahlung: Mit Weißkohl gegen Sonnenbrand

Viele Betroffene sagen, im Gegensatz zur Chemo sei die Bestrahlung ein Spaziergang. Das betrifft nicht nur die Prozedur an sich, sondern auch und vor allem die Nebenwirkungen. Für manche ist die Bestrahlung belastend für Haut und Kreislauf. Wie bei der Chemo gilt: Die Begleiterscheinungen sind nicht vorhersehbar.

Unterschieden werden akute Nebenwirkungen, Spät- und Langzeitfolgen. Akute Folgen treten bereits während der Therapie auf und verschwinden wieder, Spätfolgen bleiben Wochen, Monate oder gar Jahre erhalten. Langzeitfolgen zeigen sich erst viele Jahre nach der Bestrahlung.

Kurzzeitige Folgen der Bestrahlung

Während der Bestrahlungsphase kann sich die Haut röten oder trocken werden. Manche berichten über Verbrennungen, das ist aber eher unüblich. Die Brust kann sich gespannt oder sogar geschwollen anfühlen. Schmerzen im Bereich der Brust treten manchmal noch nach Ende der Therapie auf und halten sich einige Zeit. Es kommt vor, dass sich nach der Behandlung die Haut im Bestrahlungsfeld verfärbt – wie eine sehr genau abgegrenzte Sonnenbräune. Diese ist jedoch nicht von Dauer. Die Brust kann sich in der Form verändern oder verhärten, sie kann auch schrumpfen.

Weil die Lunge im Bestrahlungsfeld liegt, kann es dort zu Entzündungen und Vernarbungen kommen. Meist geht das nicht mal mit Symptomen einher – wenn doch, dann oft mit einem trockenen Reizhusten. Wenn du bereits von einer Lungenkrankheit betroffen bist, ist eine engmaschige Kontrolle nach Bestrahlungsende sinnvoll.

Mögliche Langzeitfolgen

Durch die Weiterentwicklung der Technik ist die Gefahr von Langzeitschäden gesunken. Die Strahlen sollen Krebs zerstören, können aber zu einer anderen Krebserkrankung führen (in diesem Fall meist in der Lunge) – möglich ist das immer noch, aber die Wahrscheinlichkeit ist gering und kein Argument, auf die Bestrahlung zu verzichten.

Auch das Herz liegt eigentlich in der Bestrahlungszone, Schäden an diesem lebenswichtigen Organ sind inzwischen aber sehr selten geworden: Durch die heutigen modernen Bestrahlungstechniken mit tiefer Einatmung wird die Strahlung fast vollständig am Herzen vorbeigelenkt. Wird es am Rande gestreift, dann ist die Dosis so berechnet, dass diese Gewebestelle höchstwahrscheinlich nicht beeinträchtigt wird. Trotzdem: Besonders wenn die linke Brust bestrahlt wurde, sollte das Herz langfristig nicht aus den Augen gelassen werden – die 2021 veröffentlichte WECARE-Studie zeigt, dass in diesem Fall das Risiko für eine Herzkranzgefäß-Erkrankung doppelt so hoch ist wie bei Frauen, deren rechte Brust bestrahlt wurde.

Durch die Bestrahlung kann sich ein Lymphödem in Brust oder Arm entwickeln, auch noch Jahre später. Ebenso kann ein durch die OP entstandenes Lymphödem verstärkt werden. Flüssigkeit staut sich im Gewebe, und ohne Behandlung verhärtet dieses auf Dauer, möglicherweise gefolgt von Entzündungen.

An den Nerven, die den Arm versorgen, können Schäden auftreten – was sich durch Schmerzen, Taubheitsgefühle oder Kribbeln bemerkbar macht. Solche Empfindungsstörungen nennt man eine Neuropathie, sind mehrere Nerven betroffen: Polyneuropathie. Wie du diesen Beschwerden begegnen kannst, findest du im Kapitel »Nebenwirkungen« bei der Chemotherapie.

Wohltuendes während der Bestrahlungszeit

Das Bestrahlungsfeld, also die bestrahlte Körperregion, braucht besondere Aufmerksamkeit in dieser Zeit. Sauna ist tabu, ebenso Sonnenbäder. Einengende oder reibende Kleidung wirst du wahrscheinlich sowieso als unangenehm empfinden, sie ist auch in dieser Phase nicht empfohlen. Auf die bestrahlte Haut sollte kein Parfüm oder Deo aufgetragen werden – besonders wichtig, wenn die Lymphwege in der Achsel mitbestrahlt werden. Das Bestrahlungsfeld solltest du nach der jeweiligen Bestrahlung mehrmals täglich mit speziellen Cremes versorgen, zum Beispiel mit Bepanthol, Ringelblumensalbe oder Radio-Derm von Linola. Morgens vor der täglichen Strahlendosis darf allerdings nichts auf die Haut. Trockenrubbeln, Peelings und andere Kosmetikanwendungen sind auch erst mal verboten.

Ein BH mit Stützfunktion ist bei großen Brüsten sinnvoll; einige Patientinnen müssen zudem weiterhin ihren Kompressions-BH tragen, den sie nach der OP verordnet bekamen. Metallbügel oder Spitze sind in dieser Therapiephase nicht angesagt – es gibt inzwischen eine große Auswahl bügelloser BHs. Sehr angenehm zu tragen ist nahtlose Wäsche (zum Beispiel von Sloggi, Amoena). Außerdem gibt es sogenannte Erstversorgungs-BHs oder -Hemdchen aus weichem Material. Um die Haut noch mehr zu schonen, kannst du dir ein Seidentuch zurechtschneiden und in den BH einlegen (vorher bei Bedarf in den Kühlschrank legen) oder den BH über einem Baumwollshirt tragen.

Während der Bestrahlungszeit gilt: Lebe einfach so normal wie möglich, treibe Sport, sofern du Power dafür hast – nimm dir nur nicht gerade Marathonläufe vor. Bewegung kann sich positiv darauf auswirken, wie du die Bestrahlung verträgst.

Manche »Bestrahlte« ereilt während der Therapie der sogenannte Strahlenkater: Müdigkeit, Kopfschmerzen, Unwohlsein können zusammen auftreten – Bewegung an der frischen Luft ist hilfreich. Sauerstoff verstärkt zudem die Wirkung der Strahlentherapie.

Enzyme als Nahrungsergänzung verbessern nachweislich die Verträglichkeit der Therapie und erhöhen ihre Wirksamkeit (zum Beispiel Equinovo, Wobe-Mucos und andere Enzym-Mischpräparate). Wenn du blutverdünnende Medikamente nimmst, solltest du eine Einnahme in dieser Hinsicht ebenfalls abklären, da die Enzyme die Wirkung verstärken.

Was tun, wenn die Haut doch genervt reagiert?

- Ein altes Hausmittel: Weißkohl. Ein Blatt abtrennen, kurz mit dem Nudelholz glätten, damit der heilsame Saft austreten kann, und das Blatt für ein bis zwei Stunden in den BH einlegen. Der Kohl nimmt die Strahlenhitze, und sein Saft hilft der Haut, sich zu regenerieren.
- Ähnliches Wirkprinzip: Schwarzteewickel. Den Tee zehn Minuten ziehen lassen, abkühlen, Küchenpapier oder ein dünnes Baumwolltuch damit tränken. Für zwei Stunden auf die Brusthaut legen.
- Aus der Homöopathie: Bei schmerzender und geröteter Haut soll die Einnahme von Belladonna, Causticum und Kalium Chloratum hilfreich sein.

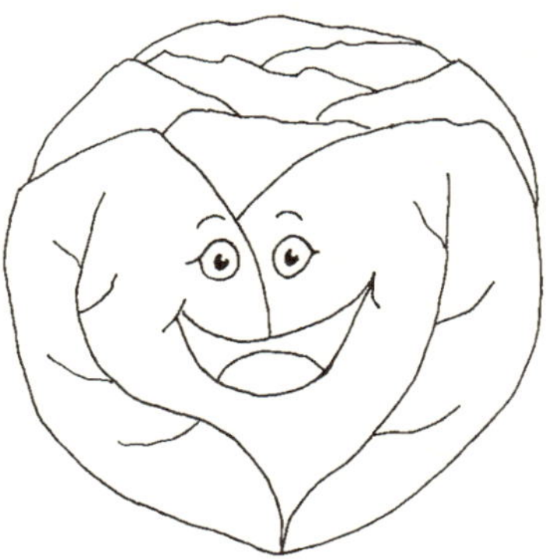

- Quarkauflagen beruhigen die gereizte Haut, ebenso eine Einreibung mit Schwarzkümmelöl.
- Nach Abschluss der Therapie kann die Haut weiter mit Radio-Derm oder den anderen oben erwähnten Cremes weitergepflegt werden. Auch Aloe Gel oder Arnikacreme, Combudoron Gel oder Imlan Lotion sind gute Alternativen; bei Schwellungen oder Lymphstau empfiehlt sich zum Beispiel Lymphdiaral Salbe.

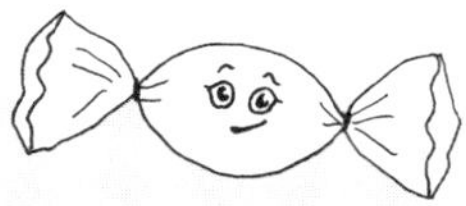

Wissens-Bonbons

- Wurden die Lymphabflusswege am Hals mitbestrahlt, solltest du deine Schilddrüse im Auge behalten, da sich durch die Strahlen eine Unterfunktion entwickeln kann.
- Die Einnahme von Selen kann die Nebenwirkungen der Bestrahlung abschwächen. Mehrere Untersuchungen haben gezeigt, dass Selen eine Schutzwirkung auf gesunde Zellen hat, nicht aber auf Krebszellen.

Antihormontherapie: Hallo, Wechseljahre

Die Litanei der Chemo- und auch Bestrahlungsnebenwirkungen erscheint endlos, jetzt wird es etwas übersichtlicher. Relevant ist dieser Abschnitt nur für diejenigen, die sich nach OP oder Chemo einer Antihormontherapie mit Tamoxifen oder Aromatasehemmern unterziehen müssen, weil sie einen hormonabhängigen Tumor hatten.

Haut und Schleimhäute

Eine der Haupt-Nebenwirkungen dieser Therapieform: Der Hormonmangel trocknet die Haut aus – Urea-haltige Lotions und Cremes geben Feuchtigkeit zurück.

Zum unangenehmen Dauerthema wird durch den Hormonentzug leider die Trockenheit »untenrum«. Östrogenhaltige Vaginalcreme kommt hier nicht infrage, da das Hormon über die Schleimhaut ins Blut gelangt. Als Alternative gilt Östriolsalbe – allerdings haben Untersuchungen gezeigt, dass sie nur in niedriger Dosierung und nur zweimal wöchentlich angewandt nicht zu einer Erhöhung der Hormonwerte im Blut führt. Eine Ausnahme: Wer Aromatasehemmer nimmt, sollte nichts dergleichen anwenden, da die Hormonsalbe deren Effekt aufheben kann. Wer auf Nummer sicher gehen will, versucht es lieber mit Feuchtcreme (zum Beispiel Vagisan, Gynomunal, Gynofit) oder fetthaltigen Cremes (Femisanit, Sagella oder Vulniphan).

Beim Geschlechtsverkehr kann wasserbasiertes Gleitgel zusätzlich gute Dienste leisten (zum Beispiel Bioglide von Joydivision oder verschiedene Gele von Ritex oder Durex). Damit dieses auch bis ins hinterste Kämmerchen vordringen kann, gibt es das Gel auch verpackt in einmalig verwendbaren Applikatoren. Kokos- oder Olivenöl gelten als probate Hausmittel, damit es besser »flutscht« – lassen aber Kondome reißen. Zur Pflege eignen sie sich aber allemal.

Mit milchsäurehaltigen Zäpfchen kannst du die Scheidenflora stabilisieren (zum Beispiel Symbiovag, Kadefungin, Gynophilus), oder mit homöopathischen Acidum-Lacticum-D3-Tabletten. Viel Zucker oder Alkohol in der Ernährung mag die Schleimhaut übrigens gar nicht leiden.

Was die Gebärmutterschleimhaut betrifft: Unter Tamoxifen ist das Risiko für Wucherungen oder gar Krebs der Gebärmutterschleimhaut erhöht. Deshalb solltest du die regelmäßigen Kontrollen beim Frauenarzt nicht auslassen.

Schlafstörungen

Unruhiger Schlaf ist unter Antihormontherapie leider keine Seltenheit. Im Kapitel zu den Nebenwirkungen der Chemotherapie stehen hilfreiche Tipps. Und hier kommt noch einer: Wenn du deine Tablette bisher abends nimmst, kann das Schlafprobleme fördern. Versuche eine Umstellung auf morgens – bei mir hat es Wunder gewirkt.

Augen

Die Augen können trocken werden – befeuchtende Augentropfen mehrmals am Tag helfen. Tipps gegen trockene Augen findest du bei den Chemo-Nebenwirkungen. Da Tamoxifen in einigen Fällen die Sehfähigkeit verschlechtern kann, solltest du vor Therapiestart beim Augenarzt den Status quo feststellen lassen, sodass der Verlauf besser überwacht werden kann. Manchmal kann die Verschlechterung der Sehfähigkeit mit der Trockenheit der Augen zusammenhängen, daher kann ein Versuch mit Augentropfen sinnvoll sein.

Hitzewallungen

Weit verbreitet ist dieses Phänomen unter Tamoxifen-Verwenderinnen: Urplötzlich wird dir heiß, der Schweiß tropft, und das natürlich gern in gänzlich unpassenden Situationen.

Entspannungsübungen und Bewegung können Abhilfe bringen, ebenso Akupunktur. Vorsicht vor Nahrungsergänzungsmitteln mit Phyto-Östrogenen (zum Beispiel aus Rotklee), ihre Einnahme ist bei hormonabhängigen Tumoren verboten. Extrakte aus der Traubensilberkerze werden oft empfohlen, da sie nach bisherigen Erkenntnissen gut helfen und das Rückfallrisiko nicht erhöhen. Salbeitee lindert Hitzewallungen nachweislich, sollte aber nicht kannenweise getrunken werden, da auch er pflanzliche Hormone in geringer Dosis enthält. Das Präparat »Sérélys« basiert auf hormonfreien Pflanzenpollen, ist damit unbedenklich und einen Versuch wert. Als wirksam und verträglich gelten homöopathische Produkte wie Klimaktoplant. Und zum Schluss noch ein Tipp aus einer naturheilkundlichen Klinik gegen nächtliche Schwitzattacken, der einer Betroffenen gut geholfen hat: vor dem Schlafengehen ein Fußbad nehmen aus warmem Wasser, einigen Tropfen Lavendelöl und ein bisschen Kaffeesahne (als Emulgator). Klingt wunderlich, aber wer heilt (oder hilft), hat recht!

Gelenk-, Muskel- und Sehnenschmerzen

Wie sagte es eine Mitbetroffene so schön: »Ich fühle mich wie eine Oma. Die Sehnen sind irgendwie so kurz, beim Aufstehen aus dem Bett oder vom Sofa tut alles weh.« Leider kein so seltenes Phänomen unter Antihormontherapie, besonders bei Aromatasehemmern. Auch wenn es schwerfällt, Bewegung ist das beste Gegenmittel und allemal besser, als sich mit Schmerzmitteln vollzupumpen. Wenn deine Waage zu viele Kilos anzeigt: Diese loszuwerden trägt ebenfalls dazu bei, dass die Beschwerden besser werden.

CBD-Öl wird gern gegen solche Beschwerden eingenommen – mit Tamoxifen verträgt es sich aber nicht und kann dessen Spiegel im Blut beeinflussen.

Ein Tipp aus Komplementärmedizin und Naturheilkunde: Aconit Schmerzöl probieren. Äußerlich angewendet, soll es wärmend und den Stoffwechsel anregend wirken. Sinnvolle homöopathische Mittel sind: Cartilago comp oder Aconit comp. Sauna und Wärme allgemein tun Knochen und Sehnen gut, ebenso die Einnahme von Hagebuttenpulver. Auch Enzympräparate (Karazym, Wobenzym u. a.) sind einen Versuch wert.

Aromatasehemmer können einen sogenannten Schnappfinger verursachen – durch eine Bewegungseinschränkung der betroffenen Sehne. Der Finger (es können auch mehrere sein) ist dann nur noch eingeschränkt bewegbar. Erste Anzeichen sind Schmerzen in der Handfläche oder am Finger oder Morgensteifigkeit.

Thrombosen

Tamoxifen erhöht das Risiko für Thrombosen. Es könnte daher gut investiertes Geld sein, beim Gerinnungs-Spezialisten (Hämostaseologen) das Blut auf eventuelle Gerinnungsstörungen checken zu lassen – insbesondere wenn in deiner Familie bereits Thrombosen aufgetreten sind. Notfalls kann dann auf einen Aromatasehemmer plus GnRH-Analoga umgeschwenkt werden. Bewegung fördert die Durchblutung und mindert somit das Risiko für Thrombosen.

Rauchen ist während der Tamoxifentherapie (und auch sonst) keine gute Idee: Das Thromboserisiko steigt dadurch noch mehr an.

Blutwerte

Die Antihormontherapie kann die Leber belasten – die Werte am besten regelmäßig prüfen lassen. Du kannst zum Schutz des Organs aber auch selbst beitragen: Mariendistel-Präparate entlasten und stärken die Leber.

Unter Tamoxifentherapie sollte auch das Blutbild und das Serumkalzium regelmäßig überprüft werden, ebenso die Triglyceride: Blutfette, die oberhalb der Norm ein Risiko für Diabetes und Herz-Kreislauf-Erkrankungen darstellen.

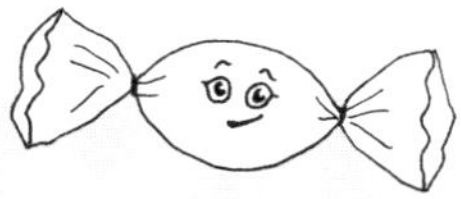

Wissens-Bonbons

- Wenn dir die Nebenwirkungen wie Muskelschmerzen sehr zusetzen: Probiere, auf einen anderen Hersteller zu wechseln. Viele Betroffene haben damit gute Erfahrungen gemacht. Um zu verhindern, dass dir in der Apotheke wieder das schlechter verträgliche Präparat ausgegeben wird, muss dein Arzt auf dem Rezept das Feld »aut idem« ankreuzen.
- Leichte Übelkeit, Schwindel, Kurzatmigkeit, depressive Verstimmungen oder Kopfschmerz können weitere Nebenwirkungen der Antihormontherapie sein. Wenn du neuerdings nachts öfter auf die Toilette musst, ist das ebenfalls oft eine Folge der Antihormon-Tabletten.
- Auch das sexuelle Interesse kann unter Antihormontherapie deutlich nachlassen.
- An einigen vermeintlichen Wechseljahresbeschwerden ist manchmal die Schilddrüse schuld – durch eine Chemotherapie kann sie Schaden erleiden, daher dieses kleine Organ nicht aus den Augen verlieren.
- Vitamin D solltest du bei einer Antihormontherapie einnehmen (vorher den Spiegel messen lassen), da es die Knochen stärkt. Auch eine Kalziumeinnahme kann sinnvoll sein.
- Die zu den Aromatasehemmern oftmals verabreichten Bisphosphonate können den Kieferknochen schädigen und dadurch zu Zahnverlust führen. Vor Beginn der Therapie sollten daher die Zähne saniert und Entzündungsherde beseitigt werden. Außerdem verdient deine Mundhygiene in der Therapiephase besondere Aufmerksamkeit.
- GnRH-Analoga bringen ähnliche Beschwerden mit sich wie Tamoxifen und Aromatasehemmer, mit Hitzewallungen und Co. Da sie zusätzlich eingesetzt werden, können sie die Beschwerden der Antihormontabletten verstärken.

5
PSYCHE UND ANDERE KOPFSACHEN

Brustkrebs im frühen Stadium ist keine ausgesprochen schmerzgeprägte Krankheit – abgesehen von misslungenen OP-Wunden vielleicht oder Lymphödemen. Der »Körperteil«, das von Beginn an am meisten leidet und schmerzt, ist die Psyche – die Diagnose fräst wie ein glühendes Schwert durch die zarte Seele und erschüttert bis ins Mark. Verliere ich meine Brust? Oder gar mein Leben? Und dann dieses grässliche K-Wort … Niemand auf diesem Globus dürfte nach den unsäglichen drei Worten »Sie haben Brustkrebs« mit einem entspannten Lächeln aus der Praxis oder der Klinik herausspaziert sein. Vielmehr: Die Welt steht kopf. Weinen, Einfrieren, Wut und Verzweiflung wechseln sich ab. Wenn du aus heiterem Himmel anfangs immer wieder in Tränen ausbrichst oder die Gefühle minütlich wechseln wie das Wetter im April, dann ist das völlig normal. Ärzte nennen so was »Affektinkontinenz« – mit einer undichten Blase hat das aber gar nichts zu tun, sondern erklärt genau diesen Zustand bei einer großen seelischen Belastung.

Gerade hat man so schön Pläne gemacht: den Hausbau, das zweite Kind oder überhaupt erst mal eines, die Urlaubsreise, ein Jahr ins Ausland gehen. Oder die Mutter muss gepflegt werden, im Job ist gerade die Hölle los. Du wirst auf einmal neidisch sein auf all die unbeschwerten Menschen da draußen, die Eis essend durch die Fußgängerzone flanieren, die ihrem ganz normalen Alltag nachgehen. Aus dieser Welt bist du erst einmal für eine Weile herauskatapultiert. Und ja, das ist unfair.

Normalerweise wacht man nach einem schlechten Traum morgens auf und ist erleichtert, dass es nur ein Traum war. Nun ist es umgekehrt: Der Schlaf ist eine Zuflucht, auch wenn er von ständigem

Wachwerden geprägt ist, und beim Aufwachen wird dir bewusst: Der Albtraum ist real.

Brustkrebs zu haben heißt auch, eine Menge Wartezeit zu verbringen – Warten auf das Ergebnis der Biopsie, des Genexpressionstests, des Tumorboards, auf den Beginn der Chemo oder Bestrahlung. Hoffnung und Bangen wechseln sich ab. Das zerrt zusätzlich an den Nerven.

Der Berg, der sich anfangs vor dir auftürmt, wird dir erst einmal unbezwingbar vorkommen. Der Mount Everest erscheint da wie ein Maulwurfshügel. Wie soll man das alles schaffen? »Ich muss es dem Partner sagen, meiner Familie, meinen Freunden, wie wird meine Chefin damit umgehen …« oder: »Wie soll ich diese ganzen heftigen Therapien über all die Monate überstehen? Werde ich am Ende gesund sein?«

Ratschläge sind auch Schläge, sagt der Volksmund – aber in diesem Fall soll einer unterstrichen und mit Goldstaub versehen sein: Um diesen Berg zu überwinden, schaue nicht auf das große Ungetüm, sondern nur auf den Weg vor dir. Und keinen Meter weiter. Wie auf einem schmalen Wanderpfad, immer auf den nächsten Schritt. Denn so kommt man auch zum Ziel, ohne ständig auf die unglaublich hohe Bergspitze zu schielen, die einem gänzlich den Atem raubt.

Auch wenn dir jetzt, am Anfang deines Weges, dieser durch einen unendlich langen schwarzen Tunnel zu führen scheint: Es wird dauern, aber irgendwann wird es Licht am Ende dieses Tunnels geben, und dann wirst du verwundert zurückschauen. Verwundert darüber, wie schnell es doch vorbeiging, und darüber, was du alles geleistet hast.

Wem sag ich's?

Wem du von deiner Erkrankung berichtest, bleibt dir und deinem Bauchgefühl überlassen. Ob du es außerhalb deiner Familie jedem verheimlichst oder es laut in die Welt hinausschreist – wichtig ist am Ende, wie es dir damit geht, was dir guttut. Will man ständig darauf angesprochen werden vom ganzen Dorf oder möchte man seine Ruhe haben, auch das spielt dann natürlich mit in die Entscheidung hinein.

Schämen musst du dich jedenfalls nicht für etwas, wofür du nichts kannst. Das Schicksal hat dir in den Allerwertesten gekniffen, an Krebs ist man nicht schuld. Zumindest nicht an diesem – bei Rauchern mit Lungenkrebs sieht es vielleicht ein bisschen anders aus. Es kann jedenfalls hilfreich sein, deine jetzige Situation nicht zu verschweigen, sondern mit den Menschen, die dir wichtig sind, ein offenes Gespräch zu führen. Sie werden Verständnis haben, dir zur Seite stehen. Wer sich an dieser Stelle als Ballast erweist oder dich lieber mit seinen eigenen Sorgen quält, der könnte sich für eine Entrümpelungsliste qualifizieren. Wie sagte ein römischer Dichter so schön: Den wahren Freund erkennt man in der Not.

Eins ist aber auch klar: Je mehr Menschen in deiner Umgebung davon wissen, umso mehr wirst du mit den Gefühlen der anderen konfrontiert sein und umso mehr Ratschläge werden auf dich einprasseln. Das kann nerven, aber in den meisten Fällen ist es ja »gut gemeint«. Andere wiederum reden mit dir über alles, nur nicht über deine Krankheit, oder sie meiden aus der eigenen Angst heraus den Kontakt ganz.

Tipps und Hilfen für Angehörige beim Umgang mit deiner Erkrankung bietet zum Beispiel die Deutsche Krebshilfe mit ihren »blauen Ratgebern« – die Ausgabe »Hilfen für Angehörige« ist dort kostenlos zu bestellen oder auf der Homepage als PDF-File verfügbar.

Apropos reden: »Wartezimmergespräche«, also Gespräche während der Chemo oder beim Warten auf die Bestrahlung, können hilfreich sein. Oder genau das Gegenteil. Sinnvolle Tipps, neue Freundschaften – oder demotivierende Geschichten, traurige Perspektiven: Keiner kann dich zwingen, Gespräche zu führen, die du nicht führen möchtest.

Wenn dich Mitmenschen mit ihren – dir im Moment wohl banal erscheinenden – Sorgen belasten, erlaube dir klipp und klar mitzuteilen, dass dir das momentan zu viel ist und du ihnen nicht zur Seite stehen kannst. Es geht nicht darum, ihre Anliegen zu bewerten, sondern eine klare Grenze zu ziehen, um Ressourcen zu schonen. Wer dir wohlgesinnt ist, wird dafür Verständnis haben – auf alle anderen kann man ohnehin meist verzichten.

Unterstützung durch Psychoonkologen

Die Tumorkonferenz legt die Therapie fest – Chemo, Bestrahlung, OP. Aber wer kümmert sich um die Psyche? An zertifizierten Brustzentren oder in Krebsberatungsstellen gibt es das Angebot der Psychoonkologen: Psychologie-Experten, die dir bei der Bewältigung der psychischen Folgen der Krebserkrankung helfen. Das Angebot anzunehmen beruht auf Freiwilligkeit und ist kein fixer Bestandteil der Therapie. Auch Angehörige können Termine wahrnehmen. Der Psychoonkologe kennt die Sorgen von Krebskranken haargenau, tagtäglich wird er damit konfrontiert – umso gezielter kann er helfen und beraten. Ansonsten kann dir der Krebsinformationsdienst geeignete Psychoonkologen in deiner Nähe vermitteln, oder du wirst fündig unter psycho-onkologie.net. Wenn du während deiner medizinischen Therapie keine psychologische Unterstützung angeboten bekommst, frage nach – du hast ein Recht auf diese Leistung. In Österreich hilft dir die Krebshilfe bei der Suche unter www.krebshilfe.net, in der Schweiz die Krebsliga: www.krebsliga.ch.

Auch nach der Therapie, während der Anschlussheilbehandlung (AHB), stehen dir die Experten zur Seite – denn jede Krankheitsphase bringt ihre eigenen Sorgen und Ängste mit sich. Du bist mit ihnen nicht allein – versuche die Hilfe anzunehmen, sie ist Gold wert. Wenn du auch nach Krebsbehandlung und AHB seelische Unterstützung brauchst, kannst du über deine Kasse eine Psychotherapie beantragen. Über das Portal psychotherapeutensuche.de kannst du von der Kasse anerkannte und seriöse Psychotherapeuten in deiner Gegend suchen.

Selbstfürsorge und sich Hilfe suchen

Gerade Frauen tun sich manchmal schwer damit, nicht nur an andere, sondern auch an sich zu denken, sich selbst ein guter Freund zu sein. Jetzt ist die Zeit, sich um dich selbst zu kümmern. Es nutzt am Ende niemandem, wenn du vor lauter Selbstlosigkeit weiter deine derzeit begrenzte Energie vergeudest. Dein Körper braucht diese Energie.

Bitte um Hilfe, wenn du merkst, dass du manches nicht mehr schaffst – sei es Kinderbetreuung, Haushalt, Einkauf. Gerade als Alleinerziehende ist es umso wichtiger, Hilfe zu suchen und anzunehmen.

Auch mal »Nein« sagen zu können ist oftmals nicht gerade Frauenstärke – vielleicht weil manche fürchten, zu selbstbezogen zu wirken, nicht mehr gemocht zu werden, weil die Power für eine Auseinandersetzung fehlt. Manches »Nein« ist nun aber überlebenswichtig; und egoistisch ist es ganz und gar nicht, sondern eine selbstbewusste Abgrenzung. Wenn das in deinem Leben bisher zu kurz kam, ist jetzt vielleicht die Zeit, diesen wichtigen Schritt zu üben, auch wenn es nicht auf Anhieb gelingt.

Versuche in dich hineinzuspüren, was dir guttut – und wenn es den Keller entrümpeln, den ganzen Tag auf der Couch liegen oder den Garten umgraben bedeutet.

Partnerschaft und Sexualität

Im Laufe der Therapie- und Recherchephase habe ich bei anderen Betroffenen mitbekommen: Es gibt wunderbare, fürsorgliche Partner und Partnerinnen, die ihre Frau bestmöglich unterstützen – und dann sind da die, die sich zurückziehen, keine Unterstützung leisten oder sogar Vorwürfe machen, man wolle mit dem Krebs doch nur Aufmerksamkeit auf sich ziehen. Interessanterweise werden solche Exemplare manchmal sogar noch verteidigt – er oder sie habe es ja auch schwer mit der Diagnose, man muss Verständnis haben, Männer gehen damit anders um und so weiter. Aber ob diese Rechtfertigungen auf die Dauer weiterhelfen?

Gespräche und gegenseitiges Verstehen

Der Partner oder die Partnerin ist ein erwachsener Mensch (in seltenen Fällen kann man daran durchaus mal zweifeln). Dinge anzusprechen, auf Augenhöhe ein Gespräch zu führen kann da schon einiges bewegen. Manchmal ist sich das Gegenüber nicht bewusst über das, was es tut – oder eben gerade nicht tut. Nicht wenige Menschen reagieren manchmal erst mit Rückzug, weil sie den Tatsachen noch nicht ins Auge blicken können, sich vor ihrer eigenen Angst schützen und stark scheinen wollen oder sich ohnmächtig fühlen.

Aber: Umgekehrt neigt so manche Betroffene auch dazu anzunehmen, der Lieblingsmensch wüsste schon, was man gerade braucht. Aber so mancher von uns benötigt klare Ansagen – die hellseherischen Fähigkeiten sind begrenzt. Und jeder Mensch ist anders und hat andere Bedürfnisse in so einer belastenden Zeit.

Es gibt gute Anleitungen zu partnerschaftlichen Gesprächen (zum Beispiel das sogenannte Zwiegespräch, Ideen aus der Imago-Therapie und aus vielen guten Paarratgebern[xvi]), wenn man erst mal nicht weiß, wie man das angehen kann. In jeder größeren Stadt gibt es auch Paar- und Familienberatungsstellen, zum Beispiel von ProFamilia, wo man sich auch mit wenigen Gesprächen Hilfe holen kann, ohne gleich mit der Keule »Paartherapie« ankommen zu müssen. Sollte eine solche Therapie doch nötig sein: Unter psychoscout.de/therapeuten oder therapie.de findest du Hilfe.

Sollten offene Gespräche nicht fruchten: Man muss den anderen nicht gleich zum Teufel jagen, aber vielleicht ist solch eine Krise auch eine Gelegenheit, das gesamte Leben samt Partnerschaft mal hell zu hinterleuchten. In guten wie in schlechten Zeiten, sagt man doch landläufig … manchmal erweist sich in schlechten Zeiten das Gegenüber eben als schlicht überfordert. Und das Leben ist zu kurz für faule Kompromisse – auch und erst recht mit Brustkrebs.

Fakt ist jedenfalls: Jetzt ist keine Zeit, um zu »funktionieren« – du bist schließlich kein elektrisches Gerät. Und solange du weiter wie ein Uhrwerk läufst, wird sich so schnell wahrscheinlich auch nichts ändern im Drumherum. Wenn es im Haushalt eben mal chaotisch aussieht – Schwamm drüber. Oder den Schwamm in die Hand des Partners – der kann nämlich mehr, als du ihm zutraust, und das gilt auch für Kinder. Du musst nicht alles alleine schaffen. Jetzt ist höchste Zeit, endlich mal an dich zu denken. Denn du brauchst nun all deine Kraft, um wieder gesund zu werden – eine gut angelegte Investition, denn deine Familie möchte dich auch in Zukunft nicht missen.

Sex und Intimität

Therapie und Diagnose hinterlassen oft auch Spuren im Sexualleben der Betroffenen. Wer denkt bitte daran, sich durch die Laken zu wühlen, wenn die Gedanken darum kreisen, ob man wieder gesund wird – oder der Kopf brummt und der Magen schmerzt. Nicht zu verschweigen: Der Hormonentzug durch Chemo und Antihormontherapie versetzt die Schleimhäute in Wüstenstatus. Die Brust sieht verändert aus oder fehlt ganz – findet mich das Gegenüber denn so noch attraktiv?

Wichtig ist, offen darüber zu sprechen, dass du aktuell ganz andere Sorgen hast, dich vielleicht nicht begehrenswert fühlst – viele Frauen brauchen für Sex eben einen freien Kopf. Schweigen oder vage Andeutungen können deinen Partner oder deine Partnerin verunsichern oder als Zurückweisung rüberkommen. Lass deinen Lieblingsmenschen an deiner neuen Innenwelt teilhaben, er kann sie dir nicht von der Stirn ablesen. Versuche mit ihm oder ihr gemeinsam herauszufinden, was noch möglich ist an Nähe und Zärtlichkeit, und sich nicht darauf zu fokussieren, was derzeit nicht funktioniert. Wenn es mit dem Reden unter vier Augen nicht klappt: Der Psychoonkologe, Selbsthilfegruppen oder eine Paarberatungsstelle können weiterhelfen. Letztere findest du zum Beispiel über die Postleitzahlensuche auf profamilia.de. Das Informationszentrum für Sexualität und Gesundheit hat eine Hotline mit persönlicher Beratung – unter isg-info.de erfährst du mehr.

Mit der trockenen Vaginalschleimhaut musst du dich nicht abfinden – im Kapitel »Nebenwirkungen« findest du unter »Antihormontherapie« zahlreiche Tipps. Und im Gegensatz zu früher gibt es für die Zeit nach einer Brustentfernung inzwischen auch ansehnliche Prothesen-Unterwäsche.

Das Angst-Monster

Zuallererst: Angst zu haben ist in deiner jetzigen Lage völlig normal. Und auch das: Wissen ist das beste Mittel gegen Angst. Wenn du verstehst, wie dein Feind aufgestellt ist, weißt du auch, wie du ihn bestmöglich überlisten kannst – ob sich der Gegner nun »Brustkrebs« nennt oder »Angst«.

Gerade in der ersten Zeit nach der Diagnose ist es von enormer Bedeutung, sich Hilfe von außen zu holen – Psychoonkologen helfen dir dabei, deine Gedanken zu sortieren, deine Ängste zu benennen, und können sie dir zum Teil auch schon wieder nehmen. Professionelle Hilfe ist an dieser Stelle zudem sinnvoller, als ausschließlich Familie und Freunde zurate zu ziehen, denn auch sie sind von dieser Ausnahmesituation oftmals überfordert. Auch während der Therapie sind die Psychoonkologen wertvolle Begleiter, und ebenso danach: Wenn du die Therapie hinter dir hast, kann es sein, dass du dir verloren vorkommst – denn die schützende Blase der Therapiezeit ist nun weg. Und es kommen neue Aspekte hinzu: Vor jeder Nachsorgeuntersuchung schlottern die Knie. Und wenn es künftig hier zwickt oder da sticht, ist der Gedanke an die Krankheit wieder ganz nah. Ist der Krebs doch wieder in der Brust? Oder hat er sich woanders niedergelassen?

Über der Neugier und Vorfreude, was das Leben noch so bringen wird, liegt manchmal ein Schleier – mal transparent, mal in grauem Wollstrick. Hole dir psychologische Hilfe, damit diese Gedanken dein Leben nicht bestimmen. In der AHB gibt es hierzu die Möglichkeit; aber du kannst ebenso eine Psychotherapie als längerfristige Wegbegleitung beantragen oder dir bei psychoonkologischen

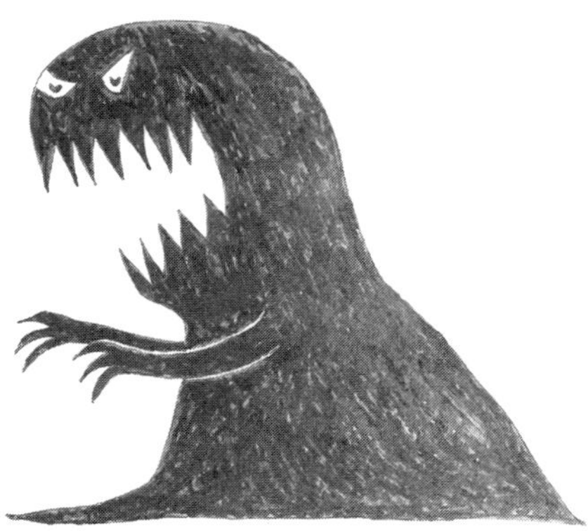

Beratungsstellen einen Termin geben lassen. Versuche dich der Angst zu stellen und verdränge sie nicht. Die Angst davor, dass der Krebs zurückkommt, ist mehr als verständlich – aber es ist wichtig, ihr nicht das Feld zu überlassen. Angst lässt den Pegel der Stresshormone im Blut ansteigen, und diese wiederum blockieren das Immunsystem – aber eine gut funktionierende Immunabwehr ist jetzt unerlässlich.

Eine Taktik kann sein, sich abzulenken mit Dingen, die dir Freude bereiten und dir guttun: Hobbys, neue Projekte, die Familie. Entspannungstechniken wie autogenes Training, progressive Muskelentspannung nach Jacobson, Atemübungen (zum Beispiel das sogenannte Box Breathing), Meditation oder Qigong können dir helfen, mit der Angst besser umzugehen. Dazu braucht es mitunter nur dein Handy: Auf YouTube gibt es eine Menge Anleitungen, ebenso sind Apps downloadbar, mit denen man jederzeit und überall meditieren kann (zum Beispiel Headspace, Balloon, Oak).

Natürlich solltest du dich nicht damit unter Druck setzen, ausschließlich positive Gedanken hegen zu wollen – das zu schaffen ist fast unmöglich. Aber ein Anfang wäre, wachsamer für negative Gedanken zu werden. Wenn du dir ständig einredest: »Dieser verdammte Krebs könnte mich umbringen« (was überhaupt nicht feststeht), kannst du dir ebenso sagen: »Dieser Sack wird nicht gewinnen.« Gedanken sind kostenlos und austauschbar, und je öfter sie gedacht werden, umso stärker manifestieren sie sich – sowohl negative als auch positive. Geist und Körper sind verbunden, Gedanken und Emotionen verursachen Veränderungen im Körper – bestes Beispiel: der Placeboeffekt. Er ist letztendlich das Ergebnis von positiven Erwartungen und Gedanken. Dann trifft aber auch – leider – der Umkehrschluss zu, der ebenfalls einen Namen hat: der Noceboeffekt.

Dass du aber düstere Gedanken hast, macht aus dem Blickwinkel der Evolution absolut Sinn. Dein Gehirn versucht sich auf Gefahrensituationen möglichst gut vorzubereiten. Deshalb wiederholt es solche Gedanken auch so gern: Du grübelst. Diese Strategie funktioniert aber mit einem um die Höhle schleichenden Löwen oder einer im Wolkenbruch einstürzenden Hütte wesentlich besser als bei so etwas Unwägbarem wie einer schweren Erkrankung. Hier nützt es dir wesentlich mehr, für möglichst viel Entspannung und Wohlbefinden zu sorgen. Also kannst du versuchen, Grübelgewohnheiten durch andere, angenehmere zu ersetzen. Das ist letztlich die Idee der positiven Psychologie.

Auch solltest du dich nicht zu sehr in den Zahlen verlieren, die dir als Prognose mitgegeben wurden. Es sind letzten Endes Statistiken, die nichts über dein individuelles tatsächliches Risiko aussagen. Es verhält sich wie beim halb vollen und halb leeren Glas – man kann wie gelähmt davor sitzen und auf die 20 Prozent Risiko starren, dass der Krebs wiederkommt – oder sich an den 80 Prozent Chance orientieren, dass er auf Nimmerwiedersehen verschwunden ist. Leicht gesagt? Vielleicht, aber am Ende ist es deine Entscheidung, wie du mit deiner Prognose umgehst. Und Entscheiden beinhaltet Loslassen: das Loslassen des Gedankens, dass dieser Mistkerl irgendwann ein Comeback feiert.

Selbsthilfegruppen

Vielen hilft es zu spüren, mit der Erkrankung und den dazugehörigen Sorgen nicht allein zu sein: Selbsthilfegruppen sind in solchen Fällen eine große Stütze. Ob es eine in deiner Nähe gibt, erfährst du unter frauenselbsthilfe.de oder unter mamazone.de/regionalgruppen. Das Infonetz Krebs der Deutschen Krebshilfe hilft dir telefonisch bei der Suche unter der Nummer 0800-80708877. Auf Facebook gibt es zudem hilfreiche Online-Selbsthilfegruppen (siehe Kapitel »Anlaufstellen, Links und Apps«). In der Schweiz findest du passende Gruppen unter www.selbsthilfeschweiz.ch, in Österreich ist die Krebshilfe dein Ansprechpartner: www.krebshilfe.net.

Von Nelson Mandela stammt ein tolles Zitat – er bezog es damals nicht auf Krankheit, aber es ist universell anwendbar: »Ich habe gelernt, dass Mut nicht die Abwesenheit von Angst ist, sondern der Triumph darüber. Der mutige Mann ist keiner, der keine Angst hat, sondern der, der die Furcht besiegt.« Damals hat Nelson das Gendern vergessen, daher sind natürlich auch wir Frauen gemeint.

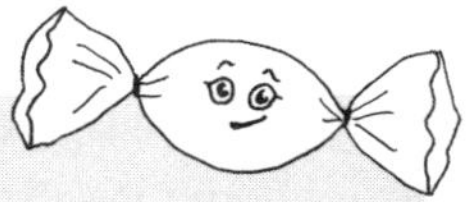

Wissens-Bonbons

- Die Psychoonkologin Kristina Brode hat ein fantastisches Buch geschrieben: »Angst als Chance«. Sie betreut seit Jahrzehnten Krebspatienten und bietet in ihrem Werk praxiserprobte Hilfen und ganzheitliche Sichten auf die Zusammenhänge von Geist und Körper.
- Der inspirierende Doku-Film »Heal« aus dem Jahr 2017 beschäftigt sich mit dem Einfluss, den wir auf unsere Heilung nehmen können, und die Macht der Psyche und Emotionen. Zu sehen ist er auf DVD oder per Online-Streaming.

Gerade in der Anfangszeit nach der Diagnose saß mir das Angst-Monster im Genick. Sah ich im Schaufenster ein schönes Kleid, war mein erster Gedanke »Lohnt sich das überhaupt noch?« … Sehr dankbar war ich dann einer Kollegin, die mir einen Spruch mit auf den Weg gab, den ihr Opa ihr eingeschärft hatte. »Macht über die Gedanken bringt Herrschaft über Leib und Leben.« Die Sprache lässt erahnen, dass diese Erkenntnis schon ein paar Jahre auf dem Buckel hat. Ich fand dieses Zitat sehr hilfreich, denn es hat mir verdeutlicht: Du bist Verursacherin deiner Gedanken, also kannst du auch entscheiden, welche Gedanken du zulässt und welche nicht. Da es mittlerweile gesicherte Erkenntnisse gibt über den Zusammenhang von Psyche und Immunsystem, war und ist mir dieser Weg sehr wichtig.
Den Spruch habe ich mir ausgedruckt und an den Spiegel gehängt, sodass ich ihn jeden Tag unweigerlich mehrfach lesen musste. Danke noch mal, Florence!

»Mama hat Krebs«: Vom Umgang mit Kindern

Mit der Diagnose umzugehen ist schon nicht einfach – als Elternteil steht dir auch noch das Gespräch mit den Kindern bevor. Kindern kann man nichts vormachen, sie bemerken schnell, dass etwas nicht stimmt. Es ihnen zu verschweigen kann nach hinten losgehen, sie

fühlen sich ausgeschlossen, und ihre Fantasie kann dann schlimmer sein als die Realität. Noch übler: Sie könnten sich schuldig fühlen, dass Mama krank geworden ist. Und dass sie es über Dritte erfahren, ist auch nicht unwahrscheinlich. Die Geheimhaltung würde dich ohnehin nur wertvolle Energie kosten. Auch Erzieher und Lehrer solltest du informieren, damit sie entsprechend auf dein Kind eingehen können. Keinesfalls sollte deine Angst, dein Kind mit dem Thema zu überfordern, ein Grund sein, es nicht einzubeziehen.
In deine psychoonkologische Betreuung kannst du auch deine Kinder einbinden. Informiere deinen Arzt, dass du Kinder hast, dann kann er dir weitere wichtige Tipps geben.

Kleinkinder benötigen natürlich eine andere Ansprache als Jugendliche. Hilfreich können (Bilder-)Bücher sein, wenn eigene Worte schwerfallen. Ein paar Anregungen:

- »Tausche Gummibärchen gegen Drachenmedizin« von Dr. Anna Büntge
- »Wie ist das mit dem Krebs?« von Dr. Sarah Roxana Herlofsen
- »Mut im Hut – Meine Mama hat Krebs« von Anne Spiecker

Die App »Der Zauberbaum« beantwortet den Kleinen auf spielerische Weise wichtige Fragen zum Thema Krebs. Für ältere Kinder gibt es online zum Beispiel die Initiative »Pink Kids«: pink-kids.de.

Ausführliche Tipps und Hilfen für den Umgang mit Kindern findest du unter anderem auf influcancer.com/magazin/so-sagst-du-es-deinen-Kindern. Der Verein »Hilfe für Kinder krebskranker Eltern« bietet Beratung und Information: hkke.org, ebenso der Verein »Flüsterpost«: kinder-krebskranker-eltern.de. Die Deutsche Krebshilfe erklärt Kindern auf ihrem YouTube-Kanal in mehreren Kurz-Animationsfilmen, worum es beim Krebs geht, unter dem Suchbegriff »Kindern Krebs erklären« sind sie zu finden. »Mutter sein mit Krebs« – so lautet ein Onlinekurs auf der Plattform Selpers, der praktische Tipps für den neu zu organisierenden Alltag gibt: selpers.com/kurs/mutter-sein-mit-krebs.

ThetaHealing® bei Krebs

Gastbeitrag von Silke Kief, Apothekerin und ThetaHealing®-Coach in Georgenborn im Rheingau

Eine Krankheit ist die Sprache unseres Körpers, der auf diese Weise mit seinen Botschaften unser Bewusstsein erreicht. Der Körper ist ein Spiegel unserer Gedanken, die unser Wohlbefinden und Unwohlsein beeinflussen. Unsere Gedanken erzeugen Gefühle in uns, die wiederum auf unsere Zellen einwirken und mit ihnen kommunizieren. Denken wir positiv über uns und unser Dasein nach, sind wir glücklich, gesund, stark und leistungsfähig. Sind wir allerdings traurig und wütend über uns, unser Dasein oder unsere Mitmenschen, dann wird das unseren Körper auf Dauer schwächen und schließlich krank machen.

Der Neurowissenschaftler Bruce Lipton hat in seinem Buch »Die intelligente Zelle« wissenschaftlich belegt, wie unsere Gedanken und Gefühle Einfluss auf unsere Zellen nehmen. Das bedeutet, dass alles, was wir täglich denken und fühlen – ob bewusst oder unbewusst –, unsere Gesundheit oder unsere Krankheit beeinflusst bzw. manifestiert.

Dies hat Vianna Stibal, die Erfinderin der ThetaHealing®-Technik, erkannt und eine Methode entwickelt, mit der man destruktive Gedanken, Glaubenssätze und Gefühle erkennen und transformieren kann. Diese können durch positive und heilende Gedanken und Gefühle ersetzt werden. Vianna Stibal hat sich selbst mit dieser Methode vor 20 Jahren von einem Tumor geheilt.

Der Name ThetaHealing® weist bereits darauf hin, dass sowohl der Klient als auch der Praktizierende dabei in den sogenannten Thetazustand treten. In diesem Zustand schwingt unser Gehirn in einer sehr langsamen Frequenz von 4 bis 8 Hz, die wir sowohl im Schlaf als auch bei Hypnosebehandlungen erreichen und in der Veränderungen stattfinden können. ThetaHealing® ist ein Prozess, bei dem wir herausfinden, welche Glaubenssätze unsere Persönlichkeit bestimmen, warum wir Krankheiten und Problem in unserem Leben kreieren und wie wir diese verändern können.

Dadurch ist es möglich, negative Gefühle, blockierende und krank machende Programme und Glaubenssätze (wie zum Beispiel »Ich bin nicht gut genug« oder »Ich bin nicht liebenswert«), die unser Leben und unsere Gesundheit beeinträchtigen, aufzulösen und zu entfernen. Sie können durch positive Gefühle, Programme und Glaubenssätze ersetzt werden. Dies kann zu positiven Veränderungen auf körperlicher Ebene und in allen anderen Bereichen unseres Lebens führen, wodurch wir tiefgreifende Heilung erfahren können.

Glaubenssätze sind Programme und Überzeugungen, die tief in unserem Unterbewusstsein verankert sind und die wir und in unserem täglichen Bewusstsein nicht wahrnehmen. Sie entstehen durch unsere eigenen Erfahrungen, unsere Erziehung und können auch von unseren Eltern und Großeltern vererbt werden. Durch diese Einflüsse werden unsere Wahrnehmung, unsere Glaubenssätze und unsere eigene Wahrheit maßgeblich geprägt. Allein auf diesen Grundlagen basiert alles, was wir denken und wer wir sind.

Negative Glaubenssätze, unterdrückte Gefühle ebenso wie festsitzende Überzeugungen, die wir übernommen haben und die für unser Leben nicht (mehr) nützlich sind, können häufig die Ursache für Krankheiten und emotionale Belastungen sein, die durch ThetaHealing® erkannt, transformiert und geheilt werden können – eine Heilmethode, die aufgrund der bisher erzielten Ergebnisse immer mehr Zuspruch findet und damit einen wertvollen Beitrag in der Naturheilkunde leistet.

Brustkrebs-Bullshitbingo

Zu guter Letzt und zur Aufheiterung hier noch eine Aufzählung von Sprüchen, die du vielleicht schon gehört hast oder noch hören wirst – von Familie oder Freunden, die eigentlich etwas Nettes sagen oder Ratschläge geben wollen. Oft geht das aus Unwissenheit oder Überforderung aber nach hinten los.

- Strahlst du jetzt radioaktiv?
- Das wird schon wieder.
- Die kurzen Haare stehen dir eigentlich auch.

- Ich hab so oft an dich gedacht … (aber es blieb beim Denken)
- Die Haare kommen ja wieder.
- Du kannst ja dann bald wieder arbeiten.
- Meine Tante/Freundin/Oma ist daran gestorben.
- Ich kenne da einen, der hat immer diesen Saft getrunken …
- Die Haare sollen danach oft ja besser sein als vorher.
- In der Reha kannst du dich dann richtig schön ausruhen.
- Ach so, nur Brustkrebs, das ist ja nicht so schlimm.
- Das wird schon wieder, das haben ja so viele.
- Was will dir dein Körper damit sagen?
- Man sieht dir echt gar nichts an.
- Hat die Chemo denn angeschlagen?
- Brustkrebs ist zum Glück heutzutage ja heilbar.

Liebe Nicht-Erkrankte, was stattdessen helfen könnte, sind Sätze wie: »Kann ich etwas für dich tun?«, »Das ist wirklich schlimm mit den Haaren, ich verstehe das« … Oder: im Zweifel lieber schweigen, aber für den betroffenen Menschen einfach da sein und ein offenes Ohr haben.

Der römische Philosoph Seneca gab vor fast 2000 Jahren den weisen Rat: »Zähle jeden Tag als ein Leben für sich.« Mich hat dieser Satz schon in der Jugend angesprochen, so richtig verstanden habe ich ihn während der Erkrankung.
Am Anfang, als alles auf mich einprasselte und ich erfuhr, was mir an Therapien blüht, war mein einziger Gedanke: Das schaffe ich niemals, wie soll das gehen? Jetzt, Monate später, kann ich es nicht fassen, dass alles hinter mir liegt. Ich würde niemals ergänzen »… als wäre nichts gewesen«, daran erinnern einen ja schon jeden Morgen im Spiegel die neue Kurzhaarmatte und andere Souvenirs. Und eigentlich geht es mit der Therapie dank Antihormontabletten ja noch jahrelang weiter.
Ich tue mich schwer damit zu sagen, ich sei »dankbar« in irgendeiner Form für diese Erkrankung. Aber sie hat meine Fähigkeit zur Dankbarkeit noch mehr verstärkt. Ich habe interessante und

liebenswerte Menschen kennengelernt, die ich sonst niemals getroffen hätte. Und ich habe mal wieder festgestellt, wie viele liebe und wohlwollende Menschen ich in meinem Leben habe. Ich habe gelernt, mich bewusster abzugrenzen, mehr auf meinen Körper zu hören, Hilfe anzunehmen und nicht alles alleine machen zu wollen – geht ja in der Situation auch gar nicht mehr. Und das Loslassen fällt mir leichter als zuvor – was unter anderem in einer groß angelegten Ausmistaktion in der Wohnung mündete. Man muss ja schließlich eine Menge loslassen: die Haare und das eigene Schönheitsideal, temporär den Job, das Gefühl der Unversehrtheit, die Kontrolle, manchmal auch Freunde, die gar keine waren. Auch den Begriff der Endlichkeit habe ich nun besser verstanden – auch wenn ich noch nicht sicher bin, ob das gut oder schlecht ist. Aber zumindest hilft es ungemein dabei, jeden Tag noch intensiver zu genießen und sich von Alltagsproblemen weniger tangieren zu lassen.

Einige Male habe ich von Freunden gehört: »Du bist eine Kämpferin, du schaffst das« – aber ich fühlte mich dabei nicht wohl. Diese Kampf-Rhetorik gefiel mir nicht, für mich hatte das Ganze nichts mit »sich wehren« zu tun, sondern mit Zulassen und Akzeptanz – ungeachtet dessen, dass ich alles unternehmen wollte, um das Biest wieder loszuwerden.

Eine kleine Anregung: Dem Kerl in deiner Brust einen Namen zu geben macht ihn konkreter angreifbar in der Zeit der Therapie. Vielleicht sollte er nicht gerade so heißen wie der eigene Partner (es sei denn, die Beziehung ist ohnehin am Ende), aber der Fantasie sind ansonsten keine Grenzen gesetzt. Meinen Mitbewohner habe ich »Arschfriedrich« getauft – und klar war somit: Arschfriedrich muss gehen! Auf Nimmerwiedersehen.

6 GELD, SOZIALES, RECHTE: WEGE DURCH DEN BÜROKRATIE-DSCHUNGEL

Die Diagnose Brustkrebs bedeutet eine Menge Papierkrieg. Telefonate mit der Krankenkasse, Anträge, Formulare, es wird nicht langweilig. Ich habe es schon im Kapitel »Diagnose« erwähnt, aber doppelt hält besser: Alles, was in Papierform mit deiner Erkrankung zusammenhängt, solltest du in einem Ordner abheften – er wird am Ende recht umfangreich sein. Es wird Rückfragen geben seitens Versicherungen, Ämtern oder Ärzten, die schriftliche Nachweise benötigen. Aus eigener Erfahrung kann ich sagen: Man verliert sonst sehr schnell den Überblick.

Die Brustzentren bieten einen Sozialdienst an, mit dem du alle finanziellen und sozialen Fragen klären kannst. Auch kann er weiterführende Ansprechpartner oder Adressen vermitteln. Auf den nächsten Seiten bekommst du aber schon einmal einen Überblick über Themen, die jetzt wichtig sind.

Bitte beachten: Österreich und die Schweiz haben zum Teil andere Voraussetzungen.

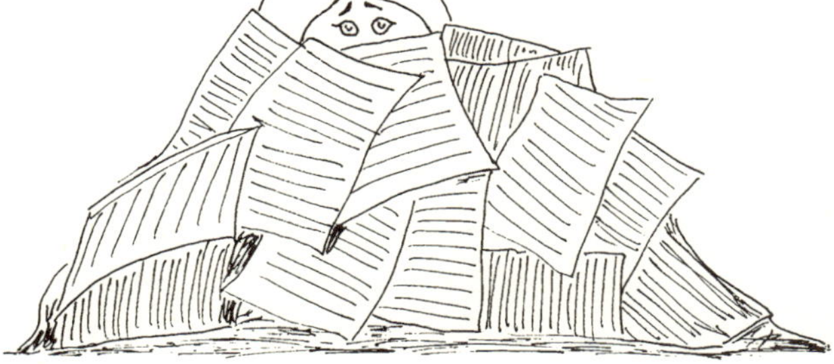

§§: Welche Rechte habe ich?

Seit 2013 gibt es das Patientenrechtegesetz. Es schreibt unter anderem fest, dass Ärzte verpflichtet sind, die Patienten über Diagnose und Behandlung ausführlich aufzuklären. Jeder und jede Betroffene hat das Recht, sich eine zweite Meinung einzuholen. Wenn du unsicher bist, ob du bei deinem Arzt gut aufgehoben bist, oder mit der Entscheidung für eine Therapie haderst, ist ein Zweitmeinungstermin absolut empfehlenswert.

Du hast übrigens auch das Recht, deine Patientenakte einzusehen, inklusive der Anfertigung von Kopien, und ein Recht auf freie Arztwahl. Natürlich kann dich auch keiner zwingen, in eine Therapie einzuwilligen.

Der Bürokratie-Dschungel hat mich, besonders am Anfang, immer wieder ziemlich überfordert, genervt und gestresst. Formulare über Formulare, Anträge, Telefonate … Man will in so einer Situation ja auch nichts falsch machen, weil es um bares Geld geht oder die berufliche Zukunft. Im Laufe der Zeit taten sich immer wieder neue Hürden auf. Ich hatte das Krankentagegeld damals viel zu niedrig abgeschlossen, denn »… mich wird es schon nicht treffen«. Hätte ich nichts Erspartes gehabt, hätte ich einen Kredit aufnehmen müssen. Und immer wieder Formulare, Termine machen, Fakten abklären. Wohl demjenigen, der dazu auch die Kraft hat; als wäre man mit der Diagnose nicht schon genug be- und ausgelastet. Zum Glück habe ich einen Frauenarzt, der auf meiner Seite steht und mit dem ich ein paar Formular-Dinge unkompliziert regeln konnte.

Finanzen, Krankenkasse, Zuzahlungen

Kommen zu den Sorgen um die Gesundheit auch noch Sorgen ums Geld hinzu, wächst die Belastung enorm. Kranksein muss man sich leisten können, vor allem, wenn man monatelang ausfällt; eine Krebserkrankung kann ein ganz schönes Loch ins Konto reißen. Wenn du eine Berufsunfähigkeitsversicherung abgeschlossen hast, springt diese nicht nur bei dauerhafter Berufsunfähigkeit ein, sondern auch, wenn du mehr als sechs Monate ausfällst.

Finanzielle Unterstützung

Du kannst dich an das zuständige Sozialamt wenden – dort wird geprüft, ob du Anspruch auf Sozialhilfe oder Wohngeld hast. In größeren Unternehmen bietet der Personalrat manchmal einen Härtefonds an, aus dem du einen zinslosen Kredit erhalten kannst. Die Deutsche Krebshilfe hat ebenfalls einen Härtefonds; hier gibt es einen einmaligen Betrag, wenn du die Bedingungen erfüllst – auf der Homepage sind Infos im Bereich »Helfen« zu finden. Auch einige Landesverbände der Deutschen Krebsgesellschaft gewähren einen finanziellen Zuschuss, unter anderem in Bayern und Baden-Württemberg – unter krebsgesellschaft.de/landeskrebsgesellschaften.html kannst du bei der Gesellschaft deines Bundeslandes nach dem aktuellen Stand fragen. Das Sozialamt darf das Geld aus dem Härtefonds übrigens nicht als Vermögen anrechnen.

In Österreich bietet die Krebshilfe finanzielle Soforthilfen: www.krebshilfe.net. Auch die Schweizer Krebsliga hat einen Hilfsfonds für Härtefälle: www.krebsliga.ch.

Entgelt- und Leistungsfortzahlung

Der Arbeitgeber ist verpflichtet, dir für sechs Wochen weiterhin dein Gehalt zu zahlen – die Entgeltfortzahlung. Das gilt auch, wenn du noch Azubi sein solltest oder befristet beschäftigt, ebenso bei einem Minijob. Sollte dir der Arbeitgeber wegen deiner Arbeitsunfähigkeit kündigen, muss er diese sechs Wochen trotzdem einhalten. Läuft das befristete Arbeitsverhältnis innerhalb dieser Zeit ohnehin aus, hast du nur einen Anspruch bis zum Ende des Arbeitsvertrages.

Gesetzlich versicherte Arbeitslose erhalten eine sechswöchige Leistungsfortzahlung durch die Arbeitsagentur. Im Anschluss übernimmt die Krankenkasse und zahlt Krankentagegeld in Höhe des zuvor gezahlten Arbeitslosengeldes. Für Selbstständige entfällt mangels Arbeitgeber leider eine Lohnfortzahlung – hoffentlich ist vorgesorgt.

Informationspflichten

Sobald deine Diagnose steht, informiere deine Krankenkasse. Sie sendet dir verschiedene Formulare zu, die du selbst, der Arzt und dein Arbeitgeber ausfüllen müssen. Lege auch alle Befunde bei, das verhindert oft eine Verzögerung der Bearbeitung.

Deinen Arbeitgeber musst du über deine Krankschreibung informieren; einen Durchschlag des Formulars bekommt die Krankenkasse. In der Krankschreibung ist die Diagnose nicht aufgeführt – dass du Brustkrebs hast, musst du dem Arbeitgeber gegenüber auch nicht kommunizieren. Es empfiehlt sich aber, mit offenen Karten zu spielen. Bietet das Unternehmen ein betriebliches Eingliederungsmanagement, kurz BEM, macht es Sinn, dort frühzeitig Kontakt aufzunehmen und das BEM-Team schon einmal über den Status quo zu informieren. Wann du wieder arbeiten wirst, musst du aber vorerst nicht mitteilen, es ist ja auch nicht unbedingt absehbar.

Beziehst du aktuell Arbeitslosengeld, informiere neben der Krankenkasse auch die Arbeitsagentur umgehend und sende ihnen einen Durchschlag der Krankschreibung.

Krankengeld und Krankentagegeld

Nach den sechs Wochen Entgeltfortzahlung bekommst du Krankengeld von der gesetzlichen Krankenkasse. Das Krankengeld wird für maximal 78 Wochen gezahlt, wenn man in der kompletten Zeit wegen der Diagnose Brustkrebs krankgeschrieben ist – abzüglich der sechs Wochen Lohnfortzahlung, sodass es eigentlich nur noch 72 Wochen sind. Diese Frist gilt innerhalb von drei Jahren für dieselbe Erkrankung. Angenommen, nach Genesung fällst du erneut aus wegen einer anderen längeren Erkrankung, beginnt die Frist von vorn. 70 Prozent vom Brutto, aber maximal 90 Prozent des Nettogehalts beträgt das Krankengeld der gesetzlichen Kassen – es ist nach oben gedeckelt durch die sogenannte Beitragsbemessungsgrenze, die jedes Jahr neu festgelegt wird.

Bei Selbstständigen, die gesetzlich versichert sind, beträgt das Krankengeld 70 Prozent des regelmäßigen Arbeitseinkommens und wird ab dem 43. Tag der Krankschreibung gezahlt. Voraussetzung: als

Selbstständige hast du die sogenannte Wahlerklärung abgegeben und zahlst deshalb den regulären Beitragssatz.

Wenn du genau wissen willst, wie viel Krankengeld dir zusteht: Viele gesetzliche Krankenkassen haben auf ihrer Homepage einen Krankengeldrechner, dort wird nach ein paar Klicks das Ergebnis ausgespuckt. Sonderzahlungen wie Urlaubsgeld oder Boni werden mitberücksichtigt.

Bei Privatversicherten spricht man vom Krankentagegeld – sofern du dort diese Leistung auch versichert hast. Du erhältst die versicherte Summe ab dem 43. Tag. Hast du 100 Euro pro Tag versichert, gibt es demnach je nach Kalendermonat 3000 bzw. 3100 Euro in voller Summe, da keine Abzüge anfallen. Bei Selbstständigen, die privat versichert sind, startet die Zahlung des Krankentagegeldes je nach versichertem Tarif früher, zum Beispiel schon ab dem 15. Tag.

Krankentagegeld wird zeitlich unbegrenzt gezahlt, bis du deinen Job wieder aufnehmen kannst oder eine Berufsunfähigkeit eintritt.

Manches Unternehmen zahlt für einige Monate einen Zuschuss zum Krankengeld oder Krankentagegeld, nachfragen lohnt unbedingt. Von diesem Zuschuss wird nur Lohnsteuer abgezogen, keine Sozialversicherungsbeiträge. Diese Unterstützung ist eine freiwillige Leistung, es gibt aber Tarifverträge und Betriebsvereinbarungen, in denen solch ein Zuschuss festgehalten ist – zum Beispiel im Tarifvertrag für den öffentlichen Dienst.

Das Krankengeld läuft aus – und jetzt?

Wenn du als gesetzlich Versicherte nach den 78 Wochen immer noch nicht fit und arbeitsfähig sein solltest, stehst du ab diesem Zeitpunkt ohne Einkünfte da. Nun beginnt die Phase der sogenannten Aussteuerung, mit der Möglichkeit, Erwerbsminderungsrente zu beantragen.

Wenn du vorerst keinen Rentenantrag stellen möchtest, weil du in deinen Job irgendwann wieder zurückkehren willst, kannst du bis dahin alternativ bei der Arbeitsagentur Arbeitslosengeld I (ALG I) beantragen – sie kann dich dann aber trotzdem auffordern, einen Antrag auf eine Reha zu stellen, um deine Arbeitsfähigkeit schneller wiederherzustellen. Kommst du dieser Aufforderung nicht nach, gibt es auch kein ALG I.

Deinen Reha-Antrag allerdings kann die Rentenversicherung sogar in einen Rentenantrag umwandeln, wenn sie der Annahme ist, dass auch die Reha dich nicht wieder fit für den Job machen kann. Das wiederum bedeutet große finanzielle Einbußen für dich, da die Höhe der Erwerbsminderungsrente deutlich unter ALG I oder dem Krankengeld liegt. Damit das nicht passiert, solltest du mit deinem Arzt sprechen und gegenüber Arbeitsagentur oder Rentenversicherung deutlich machen, dass du perspektivisch auf jeden Fall wieder in den Job zurückkehren willst und kannst.

ALG I gibt es, wenn es voraussichtlich noch länger als sechs Monate dauert, bis du wieder arbeiten kannst. Die Höhe des ALG I beträgt rund 60 Prozent des Nettolohns (mit Kindern 67 Prozent). Wird die Rückkehr in den Job für dich wahrscheinlich früher möglich sein, wird dir bis dahin das sogenannte Arbeitslosengeld II gezahlt, auch als Hartz IV bekannt, sofern du deinen Lebensunterhalt nicht anderweitig bestreiten kannst – denn hier werden Ersparnisse und Privatvermögen mitberücksichtigt.

Steuer und andere Abzüge

Das Krankengeld wird nicht versteuert. Abgezogen werden jedoch die Sozialversicherungsbeiträge für die Arbeitslosen-, Pflege- und Rentenversicherung. Die Krankenkasse übernimmt die Hälfte dieser Versicherungen und den Beitrag zur Krankenversicherung komplett. Auch wenn keine Steuern zu zahlen sind, muss das erhaltene Krankengeld in der Steuererklärung angegeben werden.

Das private Krankentagegeld wird ebenso nicht versteuert, der Beitrag zur Krankenversicherung muss jedoch aus eigener Tasche weitergezahlt werden – in voller Summe, da der Arbeitgeberanteil entfällt, sofern das Unternehmen es nicht anders regelt. Beiträge zur Pflege- und Rentenversicherung werden beim Krankentagegeld nicht abgezogen.

Vom Zuschuss, den manches Unternehmen zum Krankengeld oder Krankentagegeld zahlt, wird nur die Lohnsteuer abgezogen.

Wenn du Leistungen wie Krankengeld beziehst, bist du zur Abgabe einer Steuererklärung verpflichtet. In der Erklärung kannst du unter »Außergewöhnliche Belastungen« Folgendes als Krankheitskosten geltend machen:

- Eigenanteile oder Zuzahlungen für Medikamente bzw. Heil- und Hilfsmittel
- IGeL-Leistungen beim Arzt, wenn sie dazu dienen, eine Krankheit zu heilen oder deren Folgen abzumildern
- Kosten für einen Heilpraktiker
- Kosten für ambulante Behandlungen, wie Akupunktur oder Homöopathie
- Krankenhauskosten, die über die Kosten hinausgehen, die die Kasse erstattet

Es werden aber nur Kosten angerechnet, die über die »zumutbare Belastung« hinausgehen. Diese ist abhängig unter anderem vom Gesamthaushaltseinkommen und der Zahl der Kinder. Im Netz findet man diverse Online-Rechner, die dir diesen Betrag fix ausrechnen.

Übergangsgeld, Krankengeld und privates Krankentagegeld sind steuerfrei – die Beträge müssen in der Steuererklärung trotzdem angegeben werden, da sie bei der Steuerprogression berücksichtigt werden. Ein Beispiel: Du bist Januar bis September krankgeschrieben, arbeitest aber Oktober bis Dezember wieder. Auf diesen Verdienst wird das Krankengeld bei der Berechnung des Steuersatzes draufgerechnet, sodass das Gesamteinkommen steigt und du mehr Steuern zahlst, als wenn du in der ersten Jahreshäfte ganz ohne Einkünfte gewesen wärst.

Mit einer Schwerbehinderung erhältst du zudem einen Steuerfreibetrag, abhängig vom Grad der Behinderung – bei einem GdB von 50 sind es 1140 Euro für das Jahr 2021. Was eine Schwerbehinderung mit dir zu tun hat? Dazu kommen wir gleich noch.

Zuzahlungen und Eigenanteil

Als gesetzlich Versicherter zahlt man bei einem Krankenhausaufenthalt zehn Euro pro Tag dazu – bis maximal 28 Tage pro Jahr. Die Summe wird auf die jährlichen Zuzahlungen angerechnet.

Sobald die Belastungsgrenze innerhalb eines Kalenderjahres erreicht ist, kannst du bei deiner Kasse eine Befreiung von der Zuzahlung beantragen. Daher ist es wichtig, alle Zuzahlungen im Jahr im Auge zu behalten, die Kasse macht das nicht für dich. Die Belastungsgrenze liegt bei zwei Prozent des Haushaltsbruttoeinkommens – bei chronisch Kranken bei einem Prozent. Als Brustkrebserkrankte ist man chronisch krank. Die Befreiung gilt dann auch für alle einberechneten Familienmitglieder, egal in welcher gesetzlichen Kasse sie versichert sind. Manche Krankenkassen bieten den Versicherten an, die Zuzahlungen mit einem einmaligen Beitrag zu begleichen, sodass die Befreiung dann umgehend erteilt wird – erspart die Zettelwirtschaft.

Die Begriffe »Zuzahlung« und »Eigenanteil« werden gern synonym verwendet, unterscheiden sich jedoch: Die Zuzahlung fällt an bei Medikamenten oder Hilfsmitteln – hier muss der gesetzlich Versicherte zehn Prozent der Kosten selbst tragen. Für Medikamente, für die ein Festbetrag gilt, zahlt die Kasse nur bis zu diesem Betrag – die Differenz darüber hinaus muss der Versicherte als Eigenanteil übernehmen. Generika können hier Lösung sein, um diese Aufzahlung zu vermeiden, also Medikamente mit dem gleichen Wirkstoff, deren Preis mit dem Festbetrag übereinstimmt. Oder zum Beispiel bei Prothesen-BHs: Die Kasse zahlt einen Zuschuss, der Betrag darüber hinaus gilt als Eigenanteil.

Fahrtkostenerstattung

Für Fahrten zur Chemo und zur Bestrahlung mit dem Taxi kannst du bei deiner Kasse die Übernahme der Fahrtkosten beantragen. Der Antrag muss aber gestellt werden, bevor die Therapie startet. Die Chemo- und die Strahlenambulanz stellen dir dazu eine Verordnung aus. Du zahlst jedoch zehn Prozent der Fahrtkosten dazu – pro Fahrt mindestens fünf Euro, maximal zehn Euro. Willst du mit dem eigenen Auto fahren, werden dir je Kilometer 0,20 Euro erstattet. Die

Kassen hätten wohl am liebsten die kostengünstige Variante der öffentlichen Verkehrsmittel – in der Therapiezeit ist dein Immunsystem aber geschwächt und eine Fahrt im vollen Bus oder Zug sicher keine gute Idee. Die Erstattungen gelten nur für die nächstgelegene Klinik, nicht für eine weiter entfernte, die du dir ausgesucht hast – es sei denn, es besteht ein zwingender medizinischer Grund dafür. Einen Antrag auf Fahrtkostenerstattung kann man bei den meisten Kassen online herunterladen.

Bei den privaten Kassen ist es wieder Verhandlungssache, ob diese die Fahrten bezahlt oder nicht, bzw. abhängig vom Versicherungsvertrag – ein Anruf bringt Klarheit.

Heil- und Hilfsmittel

Bei der Diagnose »Brustkrebs« stehen dir von der gesetzlichen Krankenkasse bestimmte Heil- und Hilfsmittel zu. Welche das sind, ist im sogenannten Heilmittelkatalog und im Hilfsmittelverzeichnis festgehalten. Um diese zu erhalten, benötigst du von deinem Arzt ein Rezept. Nicht immer genügt die Diagnose bei der Verordnung, der Arzt muss auch – je nachdem, was er verschreibt – deinen individuellen Zustand notieren. Bei Privatversicherten ist ebenfalls ein Rezept nötig, was tatsächlich erstattet wird, ist aber bei jeder Kasse unterschiedlich.

Folgende Heil- und Hilfsmittel kommen bei Brustkrebserkrankungen häufig zur Anwendung:

- Wenn bei der OP Lymphknoten entfernt wurden und/oder die Brust amputiert wurde, steht dir Lymphdrainage auf Rezept zu. Die Behandlung muss aber innerhalb von zwei Wochen nach Ausstellung des Rezeptes beginnen, sonst verliert es seine Gültigkeit. Da Physiotherapeuten aber oftmals gut gebucht sind: lieber erst Termine geben lassen und dann ein Rezept. Zuzahlen musst du zehn Prozent der Therapiekosten sowie pro Rezept zehn Euro. Ergänzend zur Lymphdrainage kann Elektrotherapie verordnet werden, bei Nervenschäden durch die Chemo oder die Bestrahlung, oder auch Wärme- oder Kältetherapie.
- Nun kommen wir zum »Ersatzteillager«: Du hast Ansprüche auf die Verordnung einer Perücke, eines Erstversorgungs-BHs mit

Schaumstoffprothese nach Brustamputation sowie Spezial-BHs, Brustprothesen, manchmal auch einen Spezial-Badeanzug – die Kasse zahlt jeweils einen Zuschuss, der je nach Krankenkasse variiert. Besser vorher nach den Zuschüssen fragen, da die Perücke zum Beispiel mehrere Hundert Euro kosten kann und man sich dann vielleicht doch statt für das noch teurere Echthaar für eine Kunsthaarperücke entscheidet. Wenn du keine Perücke tragen willst, frage deine Kasse nach einem Zuschuss für Mützen. Privatversicherte sollten bei ihrer Kasse nachfragen, welche Verordnungen bezahlt oder bezuschusst werden.
- Medizinische Fußpflege: Laut Heilmittelkatalog steht dir eine Verordnung zu, wenn du aufgrund der Chemo eine Polyneuropathie entwickelst (mehr dazu im Kapitel »Nebenwirkungen«). Bei Privatversicherten gilt auch hier: vorher mit der Kasse abklären.
- Zu psychoonkologischen Angeboten und Selbsthilfegruppen mehr im Kapitel 5 »Psyche«.

Dem Bescheid der Krankenkasse zu Kostenübernahmen bzw. Zuschüssen kannst du innerhalb eines Monats widersprechen. Du kannst auch auf der Begutachtung durch den MDK, den Medizinischen Dienst der Krankenversicherungen, bestehen – beispielsweise wenn Kosten für ein neues Medikament von der Kasse abgelehnt werden, du das eigentliche Präparat aber nicht verträgst oder es keine Wirkung zeigt. Lehnt die Kasse dann erneut die Kostenübernahme ab, bleibt nur noch das Sozialgericht.

Das Hilfsmittelverzeichnis ist übrigens nicht rechtlich bindend – daher können auch Hilfsmittel bewilligt werden, die nicht im Verzeichnis aufgelistet sind. Die Kasse kann sich daher nicht darauf berufen, wenn sie nicht zahlen will.

Das Infonetz Krebs der Deutschen Krebshilfe und der Krebsinformationsdienst helfen per Telefon oder E-Mail weiter – auch zu sozialen Fragen. Die Kontaktdaten sind unter infonetz-krebs.de und krebsinformationsdienst.de zu finden.

In der Schweiz hilft dir die Krebsliga weiter, in Österreich die Krebshilfe.

Wissens-Bonbons

- Manche Krankenkasse kontaktiert ihre Versicherten schon während der Akuttherapie per Telefon mit Fragen zum aktuellen Gesundheitszustand und den momentanen Therapien und beruft sich dabei auf die Mitwirkungspflicht. Die Bundesregierung hat aber 2021 mit dem »Gesetz zur Weiterentwicklung der Gesundheitsversorgung« Neuregelungen geschaffen: Die Kassen dürfen nur noch fragen, ob und wann ein Job-Wiedereinstieg absehbar ist und ob Therapien vorgesehen sind, die der Rückkehr in den Beruf entgegenstehen – und das alles nur schriftlich. Nur wenn du zustimmst, ist es auch telefonisch abklärbar. Hast du allerdings dem Prozedere des »Krankengeldfallmanagements« zugestimmt, darf die Krankenkasse dir auch andere Fragen stellen, und das auch per Telefon. Die Zustimmung kannst du jedoch widerrufen. Wenn dir ein Prozedere der Kasse spanisch vorkommt, informiere dich bei der unabhängigen Patientenberatung unter der kostenlosen Hotline 0800-0117722.
- Ganz wichtig: Die Kassen wollen eine lückenlose Krankschreibung sehen – fehlt auch nur ein Tag, zahlen viele Kassen erst mal kein Krankengeld mehr, auch nicht, wenn dann ein rückwirkendes Attest eingereicht wird.
- Die gesetzlichen Kassen bieten seit 2002 sogenannte Disease Management Programme (DMP) an. Diese strukturierten Behandlungsprogramme sollen dir bei der Krankheitsbewältigung helfen. Sie umfassen individuelle Betreuung und Beratungen durch Ärzte, Untersuchungen und Schulungen. Die Teilnahme ist freiwillig, aber mit deiner Unterschrift erklärst du dich bereit, aktiv mitzuarbeiten. Die Teilnahme kannst du aber jederzeit beenden. Voraussetzung: Dein Arzt nimmt am DMP deiner Kasse teil, andernfalls ist ein Arztwechsel erforderlich.
- Deinen Anspruch auf Sozialleistungen kannst du auf ihre-sozialleistungen.de anhand deiner individuellen Situation überprüfen.
- Wenn du eine Unfallversicherungs-Police hast, kann es sich lohnen, diese hervorzukramen: Manche Versicherungen zahlen – je nach abgeschlossenem Tarif – auch bei Krebs ein stattliches Sümmchen.

Anrecht auf einen Schwerbehindertenausweis

Wie bitte, jetzt bin ich dank Brustkrebs auch noch schwerbehindert? Jawohl, als Brustkrebspatientin steht dir ein Schwerbehindertenausweis zu. Als schwerbehindert giltst du, wenn dir ein Grad der Behinderung (GdB) von 50 zuerkannt wird. Und als Brustkrebspatientin erhält man einen GdB von mindestens 50 – dieser Status gilt allerdings erst einmal nur befristet, meist für fünf Jahre, bei einem DCIS (Duktales Carcinoma in situ) zwei Jahre. Zum Ende der Frist prüft das Amt deine Situation.

Mit dem Ausweis gehen gewisse Vorteile einher: Du bekommst fünf Urlaubstage mehr und hast einen besseren Kündigungsschutz. Auf Verlangen muss dich der Arbeitgeber von Überstunden freistellen, sofern die Arbeitszeit acht Stunden überschreitet. Auch Eintrittspreise in Museen etc. werden günstiger. Die Bahn gewährt Rabatt für die Bahncard ab einem GdB von 70. Der Behindertenparkplatz bleibt aber weiterhin tabu, dafür braucht es andere Voraussetzungen.

Beantragen kannst du den Ausweis schon direkt am Anfang, sobald du eine schriftliche Diagnose vorliegen hast. Es macht aber Sinn, noch etwas abzuwarten, da sich beispielsweise durch die OP weitere Einschränkungen wie ein Lymphödem ergeben können, die dann mitberücksichtigt werden. Der GdB wird dann rückwirkend anerkannt. Beim Antrag hilft dir entweder der Sozialdienst des Brustzentrums, oder du kannst ihn auch über dein örtliches zuständiges Amt stellen – unter einfach-teilhaben.de findest du das für jedes Bundesland passende Formular, auf dessen Briefkopf das zuständige Amt zu finden ist; einige Bundesländer bieten auch an, den Antrag online zu stellen. Abgefragt werden die Diagnose sowie die behandelnden Ärzte, die du mit dem Antrag von der Schweigepflicht entbindest; vorliegende Befunde müssen mit eingereicht werden. Alle weiteren chronischen Erkrankungen oder Einschränkungen solltest du ebenfalls aufführen, denen ebenfalls in manchen Fällen ein GdB zugerechnet wird. Die einzelnen GdB werden aber nicht unbedingt addiert, sondern der höchste GdB »gewinnt«, sodass es oft trotzdem beim GdB von 50 bleibt. Bis der Ausweis dann bei dir ist, dauert es oft Monate, er wird aber wie erwähnt rückwirkend zum Tag des Antrags bewilligt. Nach Einreichung des Antrags schickt das Amt eine Art Vorab-Bestätigung, diese ist als Beleg erst einmal gültig, bis der eigentliche Ausweis kommt. Wenn du mit dem erteilten GdB nicht einverstanden bist oder keinen GdB erhalten hast, kannst du binnen eines Monats nach Bescheid Widerspruch beim Amt einlegen. Dort ist man zudem verpflichtet, dir Akteneinsicht zu ermöglichen – also auch in die Befundbriefe der jeweiligen Ärzte, die diese auf Aufforderung des Amtes erstellt haben.

Läuft der Schwerbehindertenstatus nach fünf Jahren aus, hast du die Möglichkeit, einen Verschlechterungsantrag zu stellen, oder, wenn dir nach einer erneuten Prüfung ein GdB von 30 oder 40 anerkannt wird, einen Gleichstellungsantrag. Das bedeutet, dass du Schwerbehinderten (also GdB von mindestens 50) in Sachen Kündigungsschutz oder besonderer Ausstattung des Arbeitsplatzes gleichgestellt bist – mehr Urlaub gibt es dann aber nicht mehr. Den Verschlechterungsantrag kannst du zudem jederzeit während der fünf Jahre stellen, falls sich dein Gesundheitszustand verschlechtern sollte.

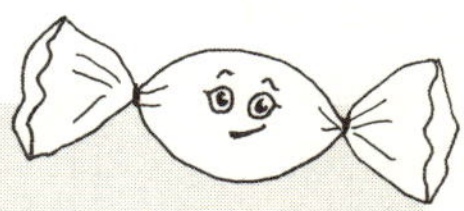

Wissens-Bonbons

- Du musst den Arbeitgeber nicht über deinen Schwerbehindertenstatus informieren – nur im Fall, wenn die Behinderung deine Arbeit einschränkt. Dann kannst du deine Ansprüche auf mehr Urlaub etc. aber nicht geltend machen.
- Als Schwerbehinderte ist man nicht so einfach zu kündigen, aber man ist nicht unkündbar.
- Ein Gespräch mit der Schwerbehindertenvertretung im Unternehmen kann nie schaden.
- Bei einer Bewerbung muss die Schwerbehinderung nicht im Anschreiben angegeben werden, und der Arbeitgeber darf im Vorstellungsgespräch nicht nach einer Behinderung fragen. Sozialverbände

empfehlen, im Gespräch trotzdem mit offenen Karten zu spielen. Im öffentlichen Dienst macht die Erwähnung im Anschreiben sogar Sinn, weil eine Schwerbehinderung hier einen Anspruch auf ein Vorstellungsgespräch bedeutet, sofern die Qualifikation stimmt.

- Für die Beratung von schwerbehinderten Menschen im Arbeitsleben sind die Integrationsämter zuständig – welches deines ist, erfährst du unter integrationsaemter.de.

Die Anschlussheilbehandlung (AHB)

Eine AHB hat das Ziel, dich wieder auf die Beine zu stellen, damit du ins Berufsleben zurückkehren und deinen Alltag gut meistern kannst. An einer solchen Maßnahme teilzunehmen ist übrigens keine Pflicht, ein Urlaub am Meer oder in den Bergen kann ähnlich erholsam sein. Es ist auch nicht jedermanns Sache, den ganzen Tag von Menschen mit der gleichen Krankheit umgeben zu sein.

Bezahlt wird die AHB von der Rentenversicherung – vorausgesetzt, du hast einen versicherungspflichtigen Job, bist erwerbsgemindert oder arbeitslos. Auch als Selbstständige hast du Anspruch darauf, wenn irgendwann einmal in die Rentenkasse eingezahlt wurde. Andernfalls springt die gesetzliche Krankenkasse ein. Bei Privatversicherten gilt das Gleiche – außer sie sind verbeamtet, dann zahlt die private Kasse sowie die Beihilfestelle.

Bei der Beantragung der AHB hilft dir der Sozialdienst des Brustzentrums. Du hast die Wahl, in welche Klinik du fahren möchtest – sie muss aber für die Diagnose geeignet sein und sollte nicht weiter als 200 Kilometer von deinem Wohnort entfernt liegen. Geeignete Kliniken findest du über die Bundesarbeitsgemeinschaft für Rehabilitation (bar-frankfurt.de), oder der Sozialdienst nennt dir Kliniken, mit denen sie gute Erfahrungen gemacht haben. Warum es genau diese eine Klinik sein soll, solltest du in einem separaten Schreiben aufführen, das erhöht die Chance, dass sie dir auch tatsächlich zugeteilt wird – das kann zum Beispiel die Spezialisierung auf junge Patientinnen sein oder dass die AHB dort mit Kindern möglich ist.

Sollte dir die Rentenversicherung eine andere Klinik zuteilen und diese sagt dir nicht zu, bist du berechtigt, Widerspruch einzulegen. Mit der Bestätigung durch die Rentenversicherung schneit ein dickes Formularpaket ins Haus: ein Formular zur Beantragung des Übergangsgeldes, das der Arbeitgeber ausfüllen muss, eines, das du selbst ausfüllst, und eines für die Krankenkasse – bei Privatversicherten muss der Arzt die Diagnose mit einem separaten Schreiben bescheinigen.

Beginn und Dauer der AHB

Die AHB sollte spätestens fünf Wochen nach Therapieende starten – oder sehr zeitnah nach der Krankenhausentlassung, wenn zum Beispiel die Chemo vor der OP erfolgte und wegen einer Mastektomie keine Bestrahlung folgt. Erkundige dich nach den Wartezeiten deiner Wunschklinik unbedingt vorab – bei manchen beliebten Kliniken beträgt diese mehrere Wochen, sodass du dich gleich nach einer Alternative umsehen kannst und keine Zeit verlierst. Der Sozialdienst hilft zwar bei der Beantragung, aber zu prüfen, ob überhaupt ein Platz frei ist, gehört nicht zu seiner Aufgabe. Eine Möglichkeit, die fünf Wochen Frist zu umgehen und damit doch noch in die Wunschklinik zu kommen, ist die Anschlussgesundheitsmaßnahme, kurz AGM. Sie kann auch später angetreten werden, ist aber inhaltlich dasselbe wie eine AHB. Der Arzt kann eine AGM einleiten, wenn es binnen der fünf Wochen aus medizinischen Gründen nicht möglich ist, eine AHB anzutreten. Für Privatversicherte sieht es etwas anders aus, hier kannst du dich auch ohne medizinische Gründe für eine AGM entscheiden. Das kann Sinn machen, wenn deine Wunschklinik zum Beispiel erst acht Wochen nach deinem Therapieende einen Platz frei hat.

Die AHB oder AGM dauert in der Regel drei Wochen, kann aus medizinischen Gründen aber auch verlängert oder sogar verkürzt werden. Sie muss nicht stationär stattfinden und ist auch teilstationär oder ambulant möglich, sofern es solche Einrichtungen in deiner Nähe gibt.

Am ersten Tag bei Ankunft werden beim Aufnahmegespräch mit

dem Arzt die Therapiemaßnahmen festgelegt, die deine Ziele unterstützen – das können Sportkurse sein, Krankengymnastik, Ernährungslehre oder Entspannungsübungen. Auch für die Seele wird in Gruppen- oder Einzelgesprächen gesorgt.

Zuzahlungen und Übergangsgeld

Bei einer stationären AHB/AGM sind Zuzahlungen zu leisten: zehn Euro fallen pro Tag an, die aber für maximal 14 Tage zu zahlen sind, sofern die Rentenversicherung der Kostenträger ist. Zahlt die Krankenkasse die Reha, liegt das Limit bei 28 Tagen. Hast du für deinen Krankenhausaufenthalt bereits Zuzahlungen geleistet, werden diese in beiden Fällen angerechnet. Eine Befreiung von der Zuzahlung muss beim Kostenträger beantragt werden – die Voraussetzungen: Dein monatliches Nettoeinkommen liegt unter 1317 Euro (Wert für 2021), du beziehst Arbeitslosengeld II oder Sozialgeld. Wer während der Reha Übergangsgeld von der Rentenversicherung bekommt, muss ebenfalls keine Zuzahlung leisten.

Womit wir beim Thema wären: Wovon lebe ich denn während der AHB-Zeit? Ist die Rentenversicherung der Träger, zahlt sie das sogenannte Übergangsgeld: Es beträgt 68 Prozent des letzten Nettogehalts; wer Kinder hat und Kindergeld bezieht, bei dem sind es 75 Prozent. Der Antrag liegt dem Bestätigungsschreiben der Rentenversicherung bei. Hierbei ist es egal, ob du gesetzlich oder privat versichert bist. Bist du selbstständig oder freiwillig rentenversichert, wird das Übergangsgeld aus versicherungspflichtigem Einkommen des letzten Kalenderjahres errechnet – auch hier kommst du auf etwa 68 Prozent. Warst du zuvor arbeitslos, erhältst du Übergangsgeld in Höhe des zuvor gezahlten Arbeitslosengeldes. Fällt die AHB noch in die sechswöchige Lohnfortzahlung, erhältst du dein Geld vom Arbeitgeber.

Während des Bezugs von Übergangsgeldes bist du weiter sozialversichert – die Beiträge zahlt der Reha-Kostenträger. Nur bei Privatversicherten sieht es wieder etwas anders aus: Den Beitrag zu deiner Krankenversicherung musst du komplett selbst tragen. Auf das Übergangsgeld fällt keine Lohnsteuer an.

Die Anfahrt zahlt übrigens die Rentenversicherung, ausgezahlt wird das Geld meist von der Reha-Klinik vor Ort.

Nachsorgeleistungen

Zum Abschluss der Reha erhältst du einen Entlass-Brief und einen Entlassungsschein – Letzteren bekommen die Krankenkasse und der Arbeitgeber oder im Fall von Arbeitslosigkeit die zuständige Behörde. Der Reha-Arzt kann dir Nachsorgeleistungen für die Zeit nach der AHB verordnen – oft ist das Reha-Sport. Aber auch wenn du keine AHB gemacht hast, kann dein Onkologe oder Hausarzt solche Leistungen verschreiben. Die Deutsche Rentenversicherung bietet mit »IRENA« ein eigenes Reha-Programm für Berufstätige an, wenn du nach der AHB weiterhin gesundheitliche Probleme hast oder deinen neuen Status stabilisieren willst.

Wohin mit den Kindern?

Für die Dauer der AHB kannst du eine Haushaltshilfe beantragen, wenn du Kinder unter zwölf Jahren oder ein Kind mit Behinderung hast und diese nicht anderweitig betreut werden können. Der Sozialdienst ist dir bei der Beantragung behilflich. Die Krankenkasse oder die Rentenversicherung – je nachdem, wer Träger deiner AHB ist – kommen dann für eine Hilfskraft auf. Lehnen sie den Antrag ab, kannst du einen Antrag auf einen Zuschuss zu den Betreuungskosten stellen.

In ein paar Reha-Kliniken darf der Nachwuchs zur AHB mitgebracht werden, sofern die Kinder noch keine zwölf Jahre alt sind (zum Beispiel in der Klinik in Bad Oexen oder in Grömitz). Die Kliniken sind mit Kita und Aktiv-Programmen darauf eingerichtet. Unter bestimmten Bedingungen übernimmt die Rentenkasse die Kosten für die Unterbringung.

Die Rexrodt von Fircks-Stiftung bietet alternativ Mutter-Kind-Rehas an der Ostsee an, die über die gesetzliche Krankenkasse beantragt werden – die Kinder werden als Patienten mitbetreut. Infos dazu findest du unter rvfs.de.

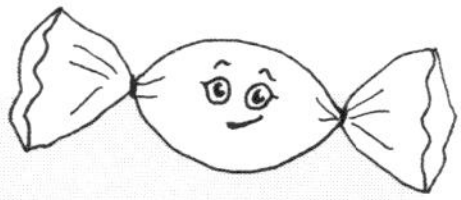

Wissens-Bonbons

- Der Arbeitskreis Gesundheit ist ein gemeinnütziger Zusammenschluss von rund 250 Reha-Kliniken und hilft dir mit seiner kostenlosen Hotline bei allen Fragen rund um AHB und Reha unter Tel. 0800-1006350.
- Die Deutsche Rentenversicherung besteht aus 16 regionalen Trägern; derjenige deines Bundeslandes muss nicht unbedingt für dich zuständig sein. Den richtigen findest du auf der jährlich ins Haus flatternden Post zur Renteninformation im Briefkopf-Logo.
- Falls du nicht vorhast, am ersten Tag nach der Rückkehr aus der AHB sofort wieder zu arbeiten, brauchst du eine lückenlose Krankschreibung ab diesem Tag.
- Da du die Wahl hast bei den Kliniken: Es muss für dich passen – daher kann eine reine Krebsklinik eventuell belastend sein. Es gibt auch Reha-Kliniken, die unterschiedliche Erkrankungen behandeln, sodass das Umfeld nicht ausschließlich aus Krebskranken besteht.
- Soll nach der Akuttherapie eine Chemo oder Antikörpertherapie fortgesetzt werden, kann dies auch in vielen Reha-Kliniken erfolgen; besser vorher nachfragen!
- Als Alternative zu einer klassischen AHB gibt es die mammaLIFE-Kur – ein ganzheitliches Konzept inklusive Nachbetreuung, das in Bad Tölz stattfindet. Die Kur ist eine Regelleistung der gesetzlichen Kassen – mehr Infos unter mammalife.de.
- Innerhalb eines Jahres nach Abschluss der Akuttherapie hast du das Recht auf eine weitere Reha – stelle den Antrag rechtzeitig; wird er abgelehnt, lege Widerspruch ein. Innerhalb von zwei Jahren kannst du zudem einen Antrag auf eine Nachkur stellen, wenn du noch unter gesundheitlichen Problemen leidest.
- Was muss mit zur AHB? Viele Kliniken haben praktische Pack-Listen auf ihrer Homepage.

Hilfe im Haushalt

Essen kochen, putzen, waschen … ganz zu schweigen von der Kinderbetreuung – all das kann eine Herausforderung werden während der Therapie. Für bis zu vier Wochen hast du Anspruch auf eine Haushaltshilfe, wenn keine weitere Person im Haushalt die Aufgaben übernehmen kann. Es kann übrigens von niemandem verlangt werden, sich dafür vom Job beurlauben zu lassen.

Ob die Kasse die Hilfe genehmigt, hängt von deiner individuellen Situation ab, frühes Nachfragen bei der Kasse oder beim Sozialdienst in der Klinik lohnt sich.

Wenn Kinder unter zwölf Jahren im Haushalt leben oder Kinder, die ohnehin auf Hilfe angewiesen sind, kannst du die Haushaltshilfe bis zu 26 Wochen genehmigt bekommen. Auch hier darf aber keine andere Person im Haushalt leben, die die Arbeit übernehmen könnte – in Vollzeit berufstätige Partner sind hiermit nicht gemeint. Einzelne Kassen ermöglichen diese Hilfe auch bei Kindern über zwölf Jahren.

Voraussetzung für den Antrag ist eine Bescheinigung vom Arzt über die Notwendigkeit einer Hilfe. Pro Tag fällt eine Zuzahlung an, die maximal zehn Euro am Tag beträgt. Kann die Kasse selbst keine Haushaltshilfe organisieren, hast du Anspruch auf Kostenerstattung – wenn es sich nicht um Familienmitglieder wie Großeltern oder Geschwister handelt. Diese können sich aber Fahrtkosten und Verdienstausfall erstatten lassen. Wie immer gilt: Bei den privaten Krankenkassen hängt es vom Tarif ab.

Wurde dein Antrag auf eine Haushaltshilfe abgelehnt oder das Prozedere dauert zu lange, kannst du auch dein örtliches Jugendamt um Unterstützung bitten.

Auch die Pflegeversicherung kann eine Option sein: Wenn aus deiner Erkrankung eine Pflegebedürftigkeit entsteht, die länger als sechs Monate anhält, kannst du einen Pflegegrad beantragen. Der Medizinische Dienst wird dann bei dir zu Hause vorbeischauen und die Lage einschätzen.

Der Rentenantrag

Manchmal führt kein Weg an der Erwerbsminderungsrente vorbei. Die Voraussetzung: Du kannst aufgrund deiner Krebserkrankung nur noch weniger als drei Stunden täglich arbeiten. Sind es weniger als sechs Stunden, spricht man von teilweiser Erwerbsminderung.

Bevor du die Rente beantragst, macht eine Kontenklärung Sinn, die du bei der Deutschen Rentenversicherung erfragen kannst. Der Zweck des Ganzen: zu prüfen, ob alle Zeiten, in denen du in die Rentenversicherung eingezahlt hast, auch wirklich dort erfasst sind. Das kann eine nicht unerheblich nervende Zettelwirtschaft werden, bedeutet am Ende aber bares Geld.

Den Rentenantrag solltest du rechtzeitig stellen, wenn absehbar ist, dass du nicht mehr in deinen Job zurückkehren kannst, denn die Mühlen mahlen mitunter langsam bei der Rentenversicherung. Liegt der Rentenbescheid bis zum Ende der Krankengeldphase noch nicht vor, kannst du erst einmal Arbeitslosengeld I beantragen, damit du nicht ohne Einkünfte dastehst. Das ALG I wird bis zur Entscheidung über einen Rentenantrag bis zu 360 Tage lang gezahlt – man spricht hier von der Nahtlosigkeitsregelung. Es beträgt etwa 60 Prozent vom letzten Netto und wird nicht versteuert. Die gesetzliche Krankenversicherung besteht weiterhin, die Beiträge werden von der Agentur für Arbeit übernommen.

Du hast mal eine private Berufsunfähigkeitsversicherung abgeschlossen? Dann darfst du an dieser Stelle eine Flasche Schampus öffnen. Dieses Geld gibt es dann noch on top.

Medizinische Begutachtung und Hilfe bei der Antragstellung

Nach Stellung des Rentenantrags wirst du medizinisch begutachtet – der Amtsarzt sollte sich in der Onkologie auskennen, ein Augenarzt wird dir an dieser Stelle wenig nützen. Daher im Zweifel noch mal bei der Rentenversicherung nachhaken! Der Arzt erstellt ein Gutachten – lass dir eine Kopie von der Rentenversicherung zusenden.

Die Zahlung der Erwerbsminderungsrente ist erst einmal auf drei Jahre begrenzt, du kannst aber einen Antrag auf Verlängerung stellen. Stellt der Amtsarzt fest, dass dein Gesundheitszustand sich auch nach diesen drei Jahren nicht bessern wird, wird sie unbefristet erteilt.

Die Beantragung der Erwerbsminderungsrente ist ein kompliziertes und langwieriges Verfahren – lass dir bei einer Außenstelle der Rentenversicherung in deiner Nähe einen Termin geben. Wird dein Antrag abgelehnt, lege schriftlichen Widerspruch ein. Du hast ein Recht auf Akteneinsicht. Wenn dein Arzt dir weiterhin von einer beruflichen Tätigkeit abrät und du dich dazu auch nicht imstande siehst, hast du bei einer erneuten Ablehnung die Möglichkeit, vor dem Sozialgericht zu klagen. Wenn du deinen Antrag auf Rente stellst, wird dir die Rentenversicherung erst einmal eine Reha anbieten – sofern dich dein Arzt als rehafähig sieht. Du solltest das Angebot dann annehmen, sonst kann deine Versicherung den Rentenantrag ablehnen.

Wenn du 65 Jahre alt bist und einen Schwerbehindertenstatus hast, kannst du unter bestimmten Umständen bereits jetzt ohne Abzüge in Altersrente gehen. Mit Abzügen geht das auch schon mit 62 Jahren.

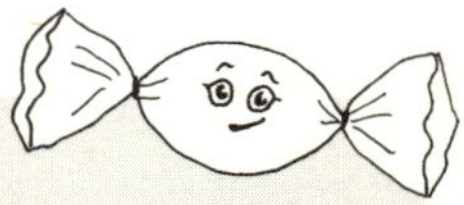

Wissens-Bonbons

- Du darfst bei einer vollen Erwerbsminderungsrente bis zu 6300 Euro im Jahr dazuverdienen. Was darüber hinausgeht, wird zu 40 Prozent von deiner Rente abgezogen. Bei teilweiser Erwerbsminderung muss die Hinzuverdienstgrenze individuell errechnet werden. Ab der Regelaltersgrenze von 67 Jahren kannst du unbegrenzt hinzuverdienen.
- Auf die Rentenzahlung erhältst du einen Steuerfreibetrag, der davon abhängt, in welchem Jahr du den Antrag bewilligt bekommen hast. 2021 betrug der Freibetrag 19 Prozent – das heißt: Auf 81 Prozent der Renteneinkünfte musst du Steuer zahlen. Dieser Freibetrag wird aber jährlich um einen Prozentpunkt abgeschmolzen. Die Steuerpflicht gilt jedoch nur, wenn die Rente den Grundfreibetrag übersteigt: 2021 lag er für Ledige bei 9744 Euro im Jahr, bei Verheirateten bei 19 488 Euro.

- Der Sozialverband VdK unterhält in allen Bundesländern Regionalbüros und bietet Rechtsberatung, wenn du beispielsweise mit der Rentenversicherung über die Höhe der Rente streitest.
- Steht recht früh fest, dass deine Erwerbsfähigkeit dauerhaft bedroht ist, kann die gesetzliche Krankenkasse dich auffordern, eine Reha zu beantragen, damit du dort vielleicht doch wieder auf die Beine kommst. Manchmal erfolgt diese Aufforderung schon während der Therapie. Kommst du ihr innerhalb von zehn Wochen nicht nach, zahlt die Krankenkasse das Krankengeld erst mal nicht weiter, bis der Antrag vorliegt.
- Wenn deine Erwerbsminderungsrente unter dem Existenzminimum liegt, kannst du zusätzlich Grundsicherungsleistungen beantragen.
- Bist du vor dem 2. Januar 1961 geboren? Dann gilt für dich noch der Berufsschutz: Wenn du noch mindestens sechs Stunden arbeiten kannst, kannst du trotzdem eine Erwerbsminderungsrente beantragen.

7
LEBEN 2.0: UND WEITER GEHT'S

Das Leben nach dem Krebs ist ein anderes – eben ein Leben 2.0. Manchmal ein anstrengenderes, manchmal ein bewussteres. Irgendwie musste man sich durch die Krankheit neu erfinden – wahrscheinlich bleiben deshalb viele Frauen bei ihrer Kurzhaarfrisur, die ihr neues Ich widerspiegelt.

Der Alltag kommt wieder – wie ein entgleister Zug, der zurück auf die Schienen gehoben wird. Alltag hat auch was Versöhnliches, er lenkt ab und stiftet Normalität. Den Krankheitsstatus gilt es abzulegen, wie die Haut einer Schlange, die sich häutet. Die Ängste vor einem Rückfall, der veränderte Körper, die Reaktion der Kollegen, all das sind neue Päckchen im Rucksack. Narben bleiben als Souvenir, auch manche Nebenwirkung – die Herausforderung lautet nun, sich mit dem neuen Ich anzufreunden. Das Ende der Therapie bedeutet

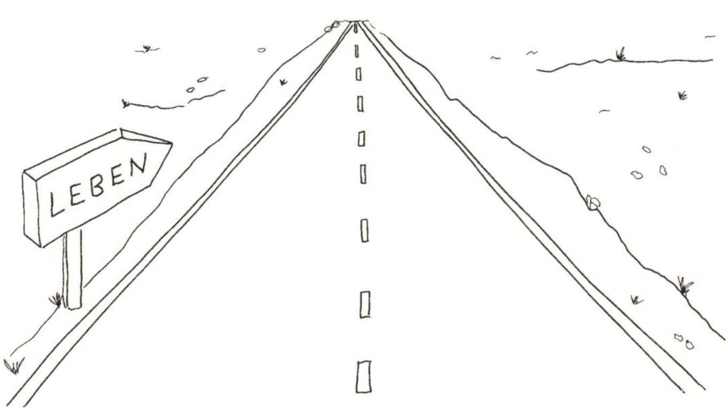

nicht, dass du gleich wieder funktionieren musst. Gib dir die Zeit, wieder in dein altes oder neues Leben zurückzukommen.

Nachsorge ist Vorsorge

Deine Therapie ist überstanden – und nun kommt der nächste wichtige Schritt: die Nachsorge. Damit sind nicht nur Untersuchungen gemeint, um im Auge behalten, ob unser kleiner Feind wiederauftaucht. Wichtig ist auch, mögliche Nachwirkungen der Therapie besser zu managen, die aktuellen Therapien zu begleiten (Antihormone, Antikörper) und die Seele zu pflegen. Hast du eine Anthrazyklin-haltige Chemo erhalten (die »rote Brühe«), sollte dein Hausarzt dein Herz regelmäßig checken, und zwar langfristig – negative Folgen können noch Jahre später auftreten.

Die Nachsorgeuntersuchungen der Brust solltest du penibel einhalten, denn auch bei Rückfällen gilt: je früher entdeckt, desto besser. Dein Ansprechpartner ist dein niedergelassener Frauenarzt. Die Experten sind sich einig: Mindestens zehn Jahre sollten Brustkrebspatienten weiter beobachtet werden. Die Empfehlungen für die Nachsorge laut Leitlinie:

- Jährliche Mammografie und Ultraschall (Mammografie frühestens sechs Monate nach Bestrahlungsende)
- Monatliche Selbstuntersuchung
- Bis zum 3. Jahr: alle drei Monate Tastuntersuchung beim Frauenarzt und Gespräch, im 4. bis 5. Jahr alle sechs Monate
- Ab dem 6. Jahr »normale« Vorsorge

Sprich mit deinem Arzt, ob er die Ultraschalluntersuchung auch halbjährlich durchführt – die Empfehlungen der Leitlinie sind nicht in Stein gemeißelt, und: Manche Rezidive entwickeln sich rasch, und da ist der jährliche Abstand doch recht lang. Es bleibt dir zudem immer auch noch die Option, diese Untersuchung notfalls selbst zu zahlen, falls die Kasse meckert.

Bei erblich bedingtem Brustkrebs gelten besondere Nachsorgeregeln, weil die Rückfallgefahr hier besonders hoch ist. Über die sogenannte intensivierte Früherkennung beraten die Zentren für familiären Brust- und Eierstockkrebs.

Mammografie versus MRT

Auf eine jährliche MRT-Untersuchung haben Kassenversicherte in der Nachsorge leider keinen Anspruch – es liegt am Arzt, diese notfalls durchzusetzen, wenn er sie als wichtig erachtet. Eine Studie hat unter anderem gezeigt, dass das MRT doppelt so viele Brustkrebs-Frühformen aufspüren kann wie die herkömmliche Mammografie. Gerade ein aggressiv wachsendes DCIS ist oft nicht mit Kalk verbunden, daher sind diese Tumore für die Mammografie meist unsichtbar. Diese Studie stammt aus dem Jahr 2007, leider hat sich bisher am Untersuchungsstandard nicht viel geändert – was wohl auch an den Kosten liegen dürfte: Ein MRT kostet etwa das Zehnfache einer Mammografie. Ein weiteres Problem: Die Treffsicherheit der Mammografie sinkt mit zunehmender Dichte des Brustgewebes. Ein MRT ist daher auch hier bei der Früherkennung deutlich überlegen. Ob sich die Methode (in diesem Fall ein Kurz-MRT) künftig flächendeckend umsetzen lässt, prüft derzeit die vom Bund geförderte ABBREMAS-Studie.

(Anmerkung: Mein Tumor war dank recht dichtem Brustgewebe sogar in der Tomosynthese, also der Weiterentwicklung der Mammografie, unsichtbar. Im MRT dagegen war er in voller Pracht zu sehen.)

Blutuntersuchungen

Unter einer Antihormontherapie empfiehlt sich einmal im Jahr ein Blutcheck: Unter anderem die Leberwerte sollten hierbei überwacht werden, außerdem ist die Kontrolle der Gebärmutter und der Eierstöcke wichtig.

Tumormarker sind bei Brustkrebs zur Überwachung bisher weniger geeignet: Bei Rückfällen können diese unauffällig sein oder auch erhöht, ohne tatsächliche Neuerkrankung. Seit Längerem gibt es aber eine wissenschaftliche Diskussion darüber, ob die beiden Biomarker Apo10 und TKTL1 geeignet sind, Brustkrebs im Blut zu erkennen –

es fehlen noch weitere Untersuchungen. Bisher empfiehlt die Deutsche Krebsgesellschaft den Test nicht. Du kannst ihn für einen überschaubaren Betrag über ein privates Labor durchführen lassen – alles Weitere unter pantumdetect.com oder biovis.de. Es gibt aber auch andere Ansätze der »Liquid Biopsy« (Flüssigbiopsie), die untersucht werden. Im Blut zirkulierende Tumor-DNA (ctDNA) kann wichtige Hinweise auf mögliche Krankheitsrückfälle geben, weitere Daten fehlen aber noch, inwiefern diese Methode Therapien unterstützen kann.

Bei Beschwerden

Wenn du Beschwerden entwickelst wie Lymphschwellungen, starke Schwäche, Atemnot oder Knochenschmerzen, solltest du das abklären lassen. Jährliche Ganzkörper-Scans nach eventuellen Metastasen zahlt leider keine Kasse. Erst bei Beschwerden werden entsprechende Untersuchungen angeleiert. Dieses Vorgehen beruht auf Studien aus den 1980er-Jahren: Betroffenen entsteht kein Vorteil daraus, ob Metastasen früh oder spät entdeckt werden, so die Ergebnisse damals. Inzwischen weiß man aber: Bei den heutigen weiterentwickelten Therapien ist ein rechtzeitiges Entdecken doch wichtig, da in wenigen Fällen dann noch eine Heilung möglich ist oder schwere Einschränkungen in der Lebensqualität vermieden werden können. Um das Ganze auf eine gute Datenbasis zu stellen, gibt es das vom Bund

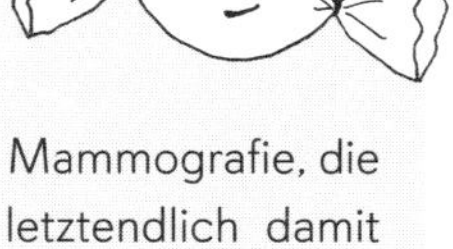

Wissens-Bonbons

- Eine Tomosynthese ist eine Weiterentwicklung der Mammografie, die das Brustgewebe dreidimensional darstellt und letztendlich damit eine bessere Beurteilung ermöglicht. Sie ist aber noch kein Standard, daher zahlen die Kassen sie nur bei bestimmten Voraussetzungen – zum Beispiel bei dichtem Brustgewebe. Einige radiologische Zentren bieten diese Untersuchung inzwischen an.
- Und last but not least: Alles, was für die Zeit der Therapie in Sachen Bewegung und Ernährung gilt, ist in der Nachsorge ebenso wichtig!

geförderte Forschungsvorhaben SURVIVE. Die Studie untersucht Tumormarker oder -fragmente im Blut, die auf Metastasen hindeuten und die Vorsorge somit künftig verändern könnten.

Perspektiven: Neues aus der Forschung

Da Brustkrebs alles andere als selten ist, wird auch weiter fleißig daran geforscht, wie man ihn bekämpfen kann – auch weil es sich für die Pharmaindustrie finanziell lohnt. Die folgenden Aufzählungen erheben keinen Anspruch auf Vollständigkeit, geben aber einen Überblick darüber, womit wir hoffentlich zeitnah bis mittelfristig rechnen können:

- Impfen gegen Krebs: Seit der Corona-Pandemie ist die Firma BionTech den meisten ein Begriff – die ja ur-eigentlich in der Krebsforschung aktiv ist. Unter dem Studienkürzel »BNT114« forschen die Mainzer an einem Impfstoff für triple negativen Brustkrebs. Für diesen Befund haben Forscher der Cleveland Clinic, USA, ebenfalls einen Impfstoff entwickelt, der derzeit an Patientinnen erprobt wird; er basiert auf dem Protein Alpha-Lactalbumin. Wissenschaftler aus St. Louis, USA, waren sogar noch schneller: 2014 entwickelten sie einen Impfstoff, der es dem Immunsystem ermöglicht, Zellen zu erkennen, die das Protein Mammaglobin-A enthalten, welches in den meisten Brusttumoren in großen Mengen vorhanden ist. Bei der Hälfte der Frauen in der Studie wuchsen die Tumore nach einem Jahr nicht weiter. Die Wirksamkeit wird derzeit in weiteren Langzeitstudien überprüft.
- Fokussierter Ultraschall zur Zerstörung von Tumoren unter Kernspin-Kontrolle – klingt exotisch und ist noch nicht im Routineeinsatz; am Marienhospital in Bottrop wird daran geforscht.
- Die Universität Wien untersucht die Rolle des Oxytocin-Rezeptors bei der Entstehung von Brustkrebs. Das Hormon Oxytocin reguliert im Körper unter anderem auch das Brustwachstum. Im Tierversuch hat sich bisher gezeigt, dass unter seinem Einfluss Tumore schrumpfen können. Das Ziel: die Signalwege besser zu verstehen und mögliche Wirkstoffe zu finden.

- Dass ein hoher Cholesterinspiegel bei Brustkrebs ungünstig sein kann, ist keine neue Erkenntnis. Die Mechanismen hierbei allerdings schon, wie das Duke Cancer Institut herausfand: Cholesterin ist beim Metastasieren der Krebszellen ein willkommenes Futter. Dabei geht es aber vor allem um zu hohe Cholesterinspiegel – diese gilt es im Auge zu behalten. Aktuell werden Therapien entwickelt, um diesen Mechanismus zu hemmen. Ob reine Cholesterinsenker wie Statine sinnvoll eingesetzt werden können, ist noch unklar.
- Das Nationale Centrum für Tumorerkrankungen Dresden hat im Labor einen bisher unbekannten Mechanismus im Zellkern aggressiver Tumorzellen entdeckt. Dem Enyzm Caspase 8 kommt dabei eine besondere Rolle zu. Diese Entdeckung bietet einen Ansatz für die Entwicklung von Medikamenten, die dieses Enzym hemmen.
- Der CDK 4/6-Hemmer Abemaciclib hat sich als vielversprechende Option in der MonarchE-Studie zusätzlich zu einer Antihormontherapie bei hormonabhängigen, HER2-negativen Hochrisiko-Befunden herausgestellt – das Medikament könnte noch 2022 dafür zugelassen werden (für fortgeschrittenen Brustkrebs ist das bereits der Fall). Eine Off-Label-Verordnung, also eine Verordnung durch den Arzt ohne die offizielle behördliche Zulassung, ist aber jetzt schon nach Rücksprache mit der Krankenkasse möglich.
- Am Deutschen Krebsforschungszentrum in Heidelberg wurden Antikörper entwickelt, die Krebszellen mit Zellen der Immunabwehr koppeln können. Im Laborversuch waren diese sogenannten BiMAbs (bispecific monoclonal antibodies) in der Lage, Brustkrebszellen zu zerstören. Bevor sie in Studien erprobt werden können, ist noch weitere Forschung nötig.
- Eine Deeskalation von Therapien ist ein weiteres Thema der Zukunft: Wie kann ich Therapien weniger intensiv – und damit mit weniger Nebenwirkungen – gestalten, ohne an Wirksamkeit einzubüßen? Hier wird unter anderem geforscht, ob bei hormonnegativem, HER2-positiven Brustkrebs eine alleinige Behandlung

mit Antikörpern genauso effektiv ist, wie wenn man sie mit einer Chemotherapie kombiniert – Langzeitdaten zu diesem Ansatz fehlen aber noch.

- Ein derzeit noch existierendes Problem ist, dass nicht jede Patientin automatisch auf eine Genmutation getestet wird – sondern nur diejenigen mit Krankheitsfällen in der Familie oder triple negativen Befunden. So fallen aber bislang die Betroffenen unter den Tisch, die diese Mutation trotzdem aufweisen – und so nicht von neuen Therapien profitieren können. Experten verlangen daher eine neue Teststrategie – zumal positive Ergebnisse auch Auswirkungen auf andere weibliche Familienmitglieder haben können.
- Der PARP-Hemmer Olaparib hat sich in der OlympiA-Studie, die 2021 ausgewertet wurde, als so vielversprechend gezeigt, dass er 2022 für frühen Brustkrebs zugelassen werden soll. Vielversprechend heißt in diesem Fall, dass er sowohl Rückfälle als auch den Auftritt von Metastasen reduzieren kann. Er ist für HER2-negative BRCA-positive Befunde nach einer bereits erfolgten Chemotherapie anwendbar. Natürlich hat auch dieses Medikament ein paar Nebenwirkungen zu bieten, daher sollte dir der Arzt Nutzen und Schaden genau aufzeigen.
- Auch recht vielversprechend erscheint Talazoparib, ebenfalls ein PARP-Hemmer. Die 2021 ausgewertete Phase-II-Studie NEOTALA zeigte, dass dieser Wirkstoff, eingesetzt vor der OP, bei BRCA positiv/HER2-negativ ebenso wirksam ist wie eine neoadjuvante Chemotherapie. Bei beiden Behandlungen wurden ähnlich viele pathologische Komplettremissionen erzielt – der Pathologe konnte im OP-Präparat keine Krebszelle mehr finden. Besser verträglich als eine Chemo ist der Wirkstoff auch noch; für diesen Einsatz bei frühem Brustkrebs ist er aber noch nicht zugelassen, es braucht noch weitere Daten.
- Die Daten aus der GeparNuevo-Studie hat gezeigt, dass der Checkpointhemmer Durvalumab bei triple negativen Befunden sowohl die Dauer bis zu einem Rückfall auch als das Gesamtüberleben verbessert. Es wird erwartet, dass das Medikament künftig

zur Standardtherapie gehören wird, es fehlen allerdings noch genauere Daten.

- Das Protein Aurora-A-Kinase spielt beim Brustkrebs eine wichtige Rolle – es setzt die Krebsentwicklung in Gang. Forschende der Uni Würzburg haben eine Substanz entwickelt, die dieses Protein schreddern kann – unter dem Arbeitstitel Protac wird es derzeit im Tierversuch erprobt.
- CAR-T-Zellen sind Zellen des Immunsystems, die durch ein künstliches Molekül »scharfgestellt« wurden – für andere Krebsarten ist diese Immuntherapie bereits zugelassen, für Brustkrebs steckt sie allerdings noch in der Studienphase.
- Die ADAPTCycle-Studie prüft derzeit, ob für hormonabhängige, HER2-negative Befunde mit mittlerem Rückfallrisiko die Chemotherapie durch einen CDK4/6-Hemmer (Ribociclib) ersetzt werden kann.
- Der Medikament-Antikörper-Mix Sacituzumab Govitecan wird in der SASCIA-Studie bei Betroffenen mit HER2-negativem Brustkrebs und hohem Rückfallrisiko erprobt, bei denen trotz neoadjuvanter Chemo noch aktive Krebszellen im herausoperierten Tumor gefunden wurden.
- In der GeparDouze-Studie kommt das Medikament Atezolizumab bei triple negativen Befunden nach Chemo zum Einsatz, wenn nach der OP noch Krebszellen gefunden wurden, in der Hoffnung, die Prognose zu verbessern. Die NeoMono-Studie testet dieses Medikament ebenfalls bei Patientinnen mit triple negativem Brustkrebs, allerdings als Vorbehandlung oder Zugabe zur neoadjuvanten Chemotherapie.
- Pembrolizumab heißt ein Antikörper, der sich in der Keynote-522-Studie als erfolgreiche Zusatztherapie zur Chemo beim triple negativen Brustkrebs erwiesen hat – er macht die Krebszellen für die Therapie angreifbarer. In den USA ist er für die Indikation bereits zugelassen, für Deutschland wird die Zulassung noch erwartet (Stand Oktober 2021).
- Vielversprechend erscheinen auch die SURVIVE- und ABBREMAS-Studie, die im Rahmen der »Dekade gegen Krebs« vom

Bund gefördert werden (siehe im Abschnitt »Nachsorge« in Kapitel 7).

- Nach einer neodadjuvanten Chemo müssen Frauen trotz allem operiert werden, da nur der Pathologe anhand des Tumorpräparates feststellen kann, ob die Chemo alle Krebszellen erlegt hat. In der Responder-Studie untersuchen Forscher, ob künstliche Intelligenz künftig eine OP ersparen kann; ein lernender Algorithmus wird dabei darauf trainiert, aus verschiedenen Faktoren Zusammenhänge zu erkennen. Erste Ergebnisse sind vielversprechend.
- Brustkrebsdiagnose per Pipi? Könnte in naher Zukunft möglich sein. Forscher der Uniklinik Freiburg konnten zeigen, dass die sogenannte Micro-RNA im Urin verändert ist. Aktuell wird der Urintest im Rahmen des Projektes »Mammacheck« an Patientinnen überprüft – wenn alles gut läuft, soll der Test in wenigen Jahren Alltag in den Kliniken und Praxen sein.
- Das neue Präparat Giredestrant baut die Bindungsfähigkeit von Östrogenrezeptoren ab. In der neoadjuvanten Therapie bei postmenopausalen Frauen mit hormonabhängigem, HER2-negativem Brustkrebs zeigte es sich in Studien als wirksamer als Aromatasehemmer. Das KI-67 als Marker für das Tumorwachstum sank stärker, und mehr Tumore stellten ihr Wachstum ein. Nun wird das Medikament noch ausführlicher erprobt. Es gehört zur Gruppe der sogenannten SERD (selective estrogen receptor degrador), die den Markt der Antihormonmedikamente künftig aufmischen könnten; ein weiteres Präparat aus der Gruppe ist Elacestrant, das sich just in einer Studie als vielversprechende Option bei fortgeschrittenem Brustkrebs erwiesen hat. Die SERD könnten zudem eine Möglichkeit bei einer Resistenz gegen die gängigen Hormontherapien sein, die sich nach längerer Behandlung entwickeln kann.
- Eine Biopsie ist keine angenehme Sache – künftig ist vielleicht fast jede dritte vermeidbar. Wissenschaftler der Uni Wien haben eine Alternative im Blick, die das ermöglichen soll. Beim MRT (Magnetresonanztomografie) wird die Verteilung von Wasserstoffatomen im Körper über starke Magnetfelder gemessen. Ein weiteres

MRT-Verfahren, die diffusionsgewichtete MRT, misst nicht die Verteilung, sondern die Bewegung dieser Moleküle – in Tumoren schwirren sie langsamer als im gesunden Gewebe umher. Die Forscher haben hier einen Grenzwert ermittelt, ab dem nicht biopsiert werden muss. Die Messung würde zusätzlich zum normalen MRT erfolgen. Am Deutschen Krebsforschungszentrum hat man geprüft, ob die diffusionsgewichtete MRT künftig das »normale« MRT sogar ersetzen könnte, denn sie benötigt kein Kontrastmittel und ist daher weniger belastend. Dabei wurde die Bildgebung mit intelligenter computerbasierter Bildanalyse kombiniert; rund 70 Prozent aller Biopsien konnten so vermieden werden. In einem nächsten Schritt muss sich die Methode erst noch in größeren Studien bewähren.

- Tumorzellen von innen bestrahlen – das könnte die Endoradiotherapie ermöglichen. Der Ansatz ist für andere Krebsarten nicht neu, wird aber für Brustkrebs erst noch erforscht. Dabei wird ein radioaktives Medikament ins Blut gespritzt, das seine Strahlung an die Tumorzellen abgibt und sie zerstört. Die Herausforderung ist derzeit noch, das Medikament so zu programmieren, dass es die Krebszellen finden kann. Besonders für die Bekämpfung von Metastasen sind erste Ergebnisse vielversprechend.
- Das Diabetes-Medikament Metformin hat Potenzial: In einer Studie von 2017 zeigte sich, dass Diabetikerinnen, die bereits Brustkrebs hatten, durch die Einnahme des Medikaments weniger Rückfälle erlitten und es deutlich weniger Todesfälle gab. Weitere Studien sind aber nötig, auch um herauszufinden, ob Metformin eine Therapieoption darstellt und ob Brustkrebspatientinnen ohne Diabetes auch davon profitieren können.
- Eine gezielte Therapie des triple negativen Brustkrebses könnte bald möglich sein: Forschende vom Max-Delbrück-Centrum (MDC) für Molekulare Medizin in Berlin beschäftigen sich mit dem Yap-Protein, das zuständig ist für Entstehung und Ausbreitung des Tumors. Ziel ist, dieses Protein zu hemmen – laut MDC forscht bereits ein Pharmaunternehmen an einem möglichen Präparat.

- Die unangenehme Drahtmarkierung vor der OP könnte künftig abgelöst werden durch ein neues Konzept: Mit Ultraschall wird der Tumor in der OP aufgespürt. Die HUGS-Studie untersucht das Verfahren derzeit.
- Forscher aus Marburg und Frankfurt haben sich mit HER2-positivem Brustkrebs beschäftigt. Bisher wird gegen diesen Rezeptor nur vorgegangen, wenn der Tumor viele davon aufweist; laut der Untersuchung könnte aber künftig auch eine Unterteilung in »niedrig-positive« HER2-Tumore Sinn machen, da diese laut Daten weniger gut auf eine Chemo ansprechen als Tumore ohne HER2-Rezeptoren, sodass Therapien noch besser zugeschnitten werden können.
- Eine ganz frische Veröffentlichung könnte einen Durchbruch in der Krebstherapie bedeuten: Forscher aus Dallas, USA, entdeckten, dass ein spezielles Molekül Zellen im Tumor abbaut, die diesen normalerweise schützen. So kann das Immunsystem den Tumor attackieren, ohne zugleich Autoimmunkrankheiten zu fördern, wie es bei anderen Immuntherapien der Fall sein kann.
- Ergebnisse der neuesten Studien werden auf jährlichen großen Kongressen besprochen und danach veröffentlicht. Die wichtigsten Meetings sind ASCO und das San Antonio Breast Cancer Symposium (SABCS) in den USA, der europäische Krebskongress ESMO und das State of the Art-Meeting der AGO.
- Die Veröffentlichungen sind aber meist auf Arztdeutsch oder -englisch verfasst; die Plattform »Patients today« will das ändern: Verständlich aufbereitet, werden hier die wichtigsten Ergebnisse der Kongresse vorgestellt – auf patientstoday.de. Auch das Infoportal »Brustkrebs Deutschland« informiert über die wichtigsten Erkenntnisse.

Immuntherapien gewinnen immer mehr an Bedeutung; noch ist es Zukunftsmusik, aber das Ziel wird sein, dass die nebenwirkungsreiche Chemo irgendwann abgelöst wird durch zielgerichtete Methoden mit weniger Nebenwirkungen. Angesichts der Tatsache, dass das Problem der Tumorstammzellen noch nicht gelöst ist, kann man nur auf einen schnellen Fortschritt der Forschung hoffen. Diese Zellen sind jene, die auf Wanderschaft gehen und sich erst einmal schlafen legen, bis sie eines Tages erwachen und Metastasen bilden können. Dummerweise sind sie oftmals resistent gegen die Medikamente der Chemotherapie und gegen die Bestrahlung. Deshalb ist die Einschätzung der Ärzte, man sei nun geheilt, manchmal relativ – ob und wo diese Zellen irgendwo schlummern, dafür gibt es bis heute keinen Nachweis.

Immer wieder liest man auch von neuen Entdeckungen in der Forschung, die sich auf Stoffe aus der Natur beziehen. Aber meist bleibt es bei der reinen Entdeckung, sodass einen das Gefühl beschleicht, es liege daran, dass mit diesen nicht patentierbaren Stoffen kein Geld zu verdienen ist. Die Überprüfung eines Anti-Krebsmedikaments kostet Unsummen, die man hiermit gar nicht wieder reinholen könnte. Ein Beispiel für solche Entdeckungen: 2020 fanden australische Forscher heraus, dass Bienengift Brustkrebszellen töten kann – es enthält die Substanz Melittin, die besonders erfolgreich triple negative Brustkrebszellen attackiert. Noch einige Jahre früher entdeckten japanische Wissenschaftler, dass sich Brustkrebstumore und ein Bestandteil von Wasabi nicht leiden können.

Zurück in den Job: BEM und Wiedereingliederung

Es gibt tatsächlich Frauen, die während der gesamten Therapie weiterarbeiten – das sind aber eher Ausnahmen, und davon solltest du dich auch nicht unter Druck setzen lassen. Es mag funktionieren, wenn man »nur« OP und Bestrahlung durchmacht – aber kommt eine Chemo ins Spiel, dann ist meist ans Arbeiten erst einmal nicht zu denken.

Wer sich nach der Therapie und einer eventuellen Anschlussheilbehandlung (AHB) wieder fit genug fühlt für den Job und gleich voll einsteigt, wird wohl bei den meisten Chefs nicht auf Widerstand stoßen. Von null auf hundert ist oft aber unrealistisch und auch nicht immer empfehlenswert. Für den sanften Einstieg gibt es daher die

Maßnahme der stufenweisen Wiedereingliederung (StW), das sogenannte Hamburger Modell. Auf diese Maßnahme hast du mit einer Schwerbehinderung sogar einen Rechtsanspruch – der Arbeitgeber muss einer StW nämlich generell nicht zustimmen, bei schwerbehinderten Arbeitnehmern sieht es aber eben anders aus. Voraussetzung ist, dass der Arbeitgeber keine begründeten Zweifel hat, dass du dich jemals wieder für deine Aufgabe eignen wirst, die Maßnahme also nicht zum »Erfolg« führen kann, wieder zur alten Arbeitsfähigkeit zurückzukehren.

Stufenweise Wiedereingliederung

Während einer StW mit schrittweiser Arbeitsstunden-Steigerung bist du weiter arbeitsunfähig krankgeschrieben. Daher gibt es in dieser Zeit auch weiterhin nur Krankengeld – kommst du gerade aus der Anschlussheilbehandlung und ist die Rentenversicherung der Kostenträger, ist sie zuständig und zahlt in dieser Phase das Übergangsgeld weiter, das du bereits während der Reha-Maßnahme erhalten hast. Dazu musst du mit der Wiedereingliederung aber binnen vier Wochen nach der AHB starten; in diesem Zeitraum läuft das Übergangsgeld weiter. Während der StW bist du weiter sozialversichert. Zahlt der Arbeitgeber in dieser Zeit einen Zuschuss, wird dieser auf Übergangs- oder Krankengeld angerechnet.

Achtung Privatversicherte: Nach einer AHB gibt es auch hier während der StW Übergangsgeld; ohne AHB oder mit einer Wiedereingliederung, die später als vier Wochen nach Ende der AHB startet, würde das private Krankentagegeld greifen – allerdings zahlen manche Kassen in dieser Phase nicht mehr oder nur die Hälfte des Krankentagegeldes. Auch ein Punkt, den man unbedingt mit seiner privaten Kasse klären sollte, da die StW somit eine teure Angelegenheit werden kann – der Krankenkassenbeitrag muss meist aus eigener Tasche weiterbezahlt werden, und auch alle anderen Fixkosten laufen weiter.

Wie die StW gestaltet werden könnte und ob sie überhaupt notwendig ist, prüft bei einer AHB der Arzt und legt zusammen mit dir einen Plan fest: Er füllt ein Formular aus, das an Arbeitgeber,

Rentenversicherung und Krankenkasse geht. Ohne eine AHB – die ja nicht verpflichtend ist – führt der Weg zum Haus- oder Frauenarzt, mit dem du einen Wiedereingliederungsplan aushecken kannst.

Fühlst du dich nach Abschluss der Therapie bzw. nach der AHB fit genug, spricht auch nichts gegen einen Senkrechtstart in den Job – kaum ein Arbeitgeber wird dir hier Steine in den Weg legen. Auch schon während der Therapie ist eine StW möglich.

Das Tempo der StW kann jederzeit nach Rücksprache mit dem Arzt angepasst werden – wird beispielsweise zu Anfang klar, dass dir eine Woche mit zwei Stunden Arbeitszeit täglich nicht ausreicht, kann dieses Pensum auf eine weitere Woche oder mehr ausgedehnt werden. Krankenkasse und Rentenversicherung müssen über Änderungen des Plans informiert werden.

Insgesamt dauert eine Wiedereingliederung etwa sechs Wochen, kann aber auch auf bis zu sechs Monate ausgedehnt werden, im Ausnahmefall bis auf zwölf Monate. Ein Urlaubsanspruch besteht in dieser Zeit nicht. Da du weiterhin krankgeschrieben bist, kann die Maßnahme aus gesundheitlichen Gründen jederzeit abgebrochen werden. Aber auch der Arbeitgeber oder der Arzt kann sie abbrechen, wenn absehbar ist, dass der Arbeitnehmer trotz der stufenweisen Wiedereingliederung künftig nicht mehr die erforderliche Arbeitsleistung erbringen kann. Wichtig: Die Arbeitsunfähigkeit muss monatlich durch den Arzt verlängert werden.

Die StW in dieser offiziellen Form ist aber keine Pflicht – alternativ kannst du mit deinem Arbeitgeber festlegen, deine Arbeitszeit für eine gewisse Zeit flexibler zu gestalten, und Urlaubstage einstreuen. Diese verfallen übrigens nicht, denn Krankheitstage gelten hier wie Arbeitstage! Bist du beispielsweise von Januar bis September nicht in deinem Job, stehen dir für diese Zeit trotzdem die entsprechenden Urlaubstage zu. Der Urlaubsanspruch ist bis 15 Monate nach Ablauf des Urlaubsjahres noch gültig – verfällt also erst am 31. März des übernächsten Kalenderjahres.

Diese Alternative zur StW kannst du in einem BEM-Verfahren mit deinem Arbeitgeber festlegen – was das genau ist: Hier kommt die Auflösung.

BEM-Verfahren

Der Gesetzgeber schreibt Arbeitgebern seit 2004 ein betriebliches Eingliederungsmanagement – kurz BEM – vor; dabei sind Branche oder Betriebsgröße egal, jeder Arbeitgeber ist dazu verpflichtet. Zu diesem Verfahren wirst du als Arbeitnehmer eingeladen, allerdings ohne Verpflichtung, daran teilzunehmen. Ziel der Maßnahme ist es für den Arbeitgeber, den Arbeitsplatz zu erhalten und einer neuen Arbeitsunfähigkeit vorzubeugen. Das können zum Beispiel eine Einigung auf eine generelle Reduzierung der Stundenzahl sein oder ein neuer ergonomischer Schreibtisch bei körperlichen Problemen durch die Therapie.

»Verfahren« klingt sehr bürokratisch, aber zumeist handelt es sich erst einmal um ein Gespräch mit dem BEM-Beauftragten des Unternehmens, der bei Bedarf dann auch bei Unstimmigkeiten mit dem jeweiligen Chef sprechen kann. Es können weitere Gespräche folgen, um zu erörtern, wie die Arbeitsabläufe, Aufgaben und Arbeitszeiten geändert werden können. Am Ende steht eine Abschluss-Erklärung, in der festgehalten wird, ob Maßnahmen ergriffen werden und welche.

Im Zweifel ist auch der Schwerbehindertenbeauftragte – sofern vorhanden – ein weiterer Ansprechpartner bei Problemen mit dem Wiedereinstieg. Da dir mit einer Brustkrebserkrankung ein Schwerbehindertenausweis zusteht, sollte dieser Beauftragte ohnehin beim BEM-Gespräch dabei sein. Auch ein Besuch beim Betriebsarzt – hat natürlich nicht jedes Unternehmen – kann sinnvoll sein. Der Betriebs- oder Personalrat ist ebenso zu beteiligen, sofern der Arbeitnehmer es wünscht. Eine aktuelle Gesetzesänderung von Juni 2021 sieht vor, dass der Arbeitnehmer eine Vertrauensperson zu allen BEM-Gesprächen hinzuziehen kann – das kann ein Rechtsanwalt sein oder sogar der eigene Ehepartner.

Alle an einem BEM Beteiligten sind zur Verschwiegenheit verpflichtet. Als Mitarbeiter ist man übrigens nicht in der Pflicht, genaue Auskünfte über Art und Schwere der Erkrankung zu geben!

In Ausnahmefällen läuft es natürlich nicht so geschmeidig ab: Es gibt Arbeitgeber, die solche Situationen nutzen, um eine Mitarbeiterin loszuwerden. Und in kleinen Betrieben muss man sich eine Wiedereingliederung eventuell erst erkämpfen, auch wenn sie gesetzlich vorgeschrieben ist. Auch gibt es hier keinen Betriebsrat, der einen unterstützen kann, und vor einer Kündigung ist man hier weniger gut geschützt.

Die Deutsche Krebsstiftung bietet immer wieder mal kostenfreie Onlinekurse zum Thema »Wiedereinstieg in den Job« und »Existenzsicherung« an – unter deutsche-krebsstiftung.de erfährst du mehr.

8
BRUSTBEKENNTNISSE: BETROFFENE BERICHTEN

Wer sind die Frauen hinter dieser Diagnose? In diesem Kapitel erzählen fünf von ihnen ihre Geschichte – jede ist ihren ganz persönlichen Weg der Therapie und Bewältigung gegangen. Alle Interviews habe ich im Sommer 2021 geführt. Diese Geschichten zeigen: Keine zwei Erkrankungen sind gleich, jeder Weg ist einmalig. Sie wollen dir vermitteln, dass all diese Wege machbar sind. Du bist nicht allein mit deiner Diagnose.

Katrin, 53 Jahre

Mein Partner hat damals in meiner Brust einen Knubbel entdeckt, der mir aber schon länger bekannt war. Er war ungefähr erbsengroß und ich habe immer gedacht: Egal, den habe ich schon lange, der ist noch nie aufgefallen. Mein Partner hat dann aber darauf bestanden – ich war erst vier Wochen vorher zu ihm in eine andere Stadt gezogen –, dass ich zum Arzt gehe. Erst mal eine neue Frauenärztin finden … Das Gute ist: Wenn du sagst »Ich habe einen Knoten in der Brust«, darfst du sofort vorbeikommen. Der Knubbel war am Ende harmlos, aber das Gewebe rundherum nicht – ich hatte ein DCIS. Für mich ist eine Welt zusammengebrochen – die Ärztin hat mich beruhigt und gesagt »Glück im Unglück«. Aber du hörst nur »Krebs« und nicht »Vorstufe«.

Ich hatte zu der Zeit noch keine Arbeit, ich fühlte mich wie in einem Film. Dann ging es gleich los mit der OP – am Ende musste ich noch zweimal nachoperiert werden. Die Ärzte haben mir letztlich empfohlen, die Brust abnehmen und mit Silikon wieder aufbauen zu lassen. Ich wollte das erst auf gar keinen Fall – dann war ich aber doch froh, mich dafür entschieden zu haben. Ich habe mich zum Thema

»Brustkrebs« anfangs im Internet eingelesen, aber das war der totale Horror. Ich hatte mir da Frauen angesehen, die keine Brust mehr haben, das konnte ich mir für mich dann doch nicht vorstellen. Ich weiß gar nicht mehr: Haben mich die Ärzte gut informiert oder nicht? Ich war so geschockt. Gottlob war mein Partner bei den Arztgesprächen dabei.

Acht Jahre später dann kam ein Rezidiv in der anderen Brust – jetzt war es ein »richtiger« Tumor, ein G1, keine Vorstufe. Dieses Mal war ich ein bisschen gefasster. Ich war zudem in einer anderen Klinik, und der Arzt war sehr einfühlsam und geduldig. Er hat mich beruhigt, dass der Tumor der am besten heilbare sei. Es folgten Bestrahlung und Tamoxifen-Therapie.

Nach der Erkrankung habe ich es geschafft, beim Arbeitgeber eine Vier-Tage-Woche durchzusetzen, das hätte ich mich vorher nicht getraut. Es hat mir so viel mehr Lebensqualität gebracht. Mein Rat: Suche dir einen Arzt, der gut mit dir umgeht. Es ist ein großer Unterschied, ob du eine Nummer bist in einer Klinik-Maschinerie oder ob dir jemand das Gefühl gibt: »Ich sehe dich als Person.«

Marion, 52 Jahre

2016 habe ich meine Diagnose bekommen – einen Tag vor Weihnachten und kurz vor meinem 48. Geburtstag. Meine Großmutter lag da gerade im Sterben. Ich hatte beim Duschen oberhalb der rechten Brust etwas Hartes gefühlt, wie ein kleines Steinchen. Das Steinchen war dann am Ende ein G3, Hormonrezeptor negativ und HER2 positiv – also ein recht aggressiver Kandidat.

Ich hatte den Tumor zum Glück früh genug entdeckt. Als der Arzt im Brustzentrum die Diagnose mitteilte, fühlte ich mich, als wäre ich aus meinem eigenen Körper herausgetreten, wie in Watte gepackt. Brustkrebs? Es klang so absurd, ich hätte lachen können. Mein Gedanke war: Die reden hier gar nicht von mir. Mein Mann war Gott sei Dank mit dabei, er war total geschockt. Zu solchen Gesprächen bitte niemals allein hingehen!

Der Arzt sagte zu mir: »Wir machen am besten eine neoadjuvante Chemo, Sie werden sehen, der Tumor schmilzt wie Butter in der

Sonne, bei 80 Prozent aller Betroffenen ist das so.« Auf die Frage meines Mannes hin, was denn wäre, wenn ich zu den anderen 20 Prozent gehöre, lautete die Antwort: »Ja dann versuchen wir noch mal eine andere Chemo, je nachdem, wie stabil Ihre Frau dann noch ist.« Gleich bei der OP sollte der Port mitgelegt werden – ich fühlte mich bedrängt. Noch in der Klinik drückte man mir eine Menge Flyer in die Hand, für Selbsthilfegruppen, Perückenläden und so weiter. Ich habe sie letztendlich alle weggeworfen.

Zwischen den Jahren kam dann eine Freundin zum Kaffeetrinken. Ich fing an zu weinen und erzählte ihr von meinem Befund. Sie riet mir sofort von Zucker und Milch ab – ich habe beides bis heute tatsächlich stark reduziert.

Vor vielen Jahren habe ich zwei Freundinnen durch Krebs verloren – eine davon ist aber eigentlich durch die Chemo gestorben. Dazu muss man aber sagen: Es war kein Brustkrebs, und sie wollte die härteste Chemo haben, die bei ihrem Befund möglich war. Letzten Endes starb sie an Herzversagen durch die Medikamente. Damals wurde man noch nicht immer kardiologisch begleitet. Ich hatte also Panik, da ich gesehen habe, was eine Chemo anrichten kann. Ich habe mit vielen Leuten gesprochen – was sollte ich denn nun tun?

Ich wusste nur: Ich will diesen Tumor loswerden. Kurze Zeit nach der Diagnose wurde ich dann operiert. Sowohl Chemo als auch Bestrahlung und ein Jahr Antikörper-Therapie lehnte ich dann aber ab. Auch über eine Misteltherapie habe ich mich informiert, aber da ich den Eindruck hatte, der Arzt kennt sich nicht wirklich damit aus, habe ich es nicht versucht.

Zu »meiner« Therapie kam ich dann über eine Bekannte – sie hatte vor 17 Jahren Brustkrebs und statt Chemo und Bestrahlung eine Immuntherapie mit dendritischen Zellen gemacht, die ein Zentrum in Deutschland anbietet. Diese Behandlung muss man selbst zahlen, und sie ist teuer. Aber ich wusste, dass dies mein Weg ist. Hierbei werden weiße Blutkörperchen aus dem Blut gewaschen und mit den Tumorzellen im Labor »bekannt gemacht«. Der Tumor wird ja nach der OP konserviert, und ich habe ihn aus der Pathologie dafür angefordert. Die so auf den Krebs getrimmten Abwehrzellen werden dann wie eine Impfung in den Oberarm gespritzt. Zudem bekam ich das Medikament Metformin, das den Zellen die Arbeit erleichtert. Nach drei Jahren gab es dann noch mal eine Auffrischungsimpfung.

Bis heute bin ich krebsfrei. Ich bin überzeugt, er kommt nicht wieder, weil ich von meiner Therapie, meinem Weg überzeugt bin. Einmal im Jahr lasse ich ein MRT machen, eine Mammografie macht bei meinem dichten Brustgewebe wenig Sinn. Da habe ich schon jedes Mal ein mulmiges Gefühl. Auch zur Frauenärztin gehe ich regelmäßig.

Ich kenne leider viele Frauen mit Brustkrebs – eine davon ist eine Freundin, sie bekam es ein halbes Jahr nach mir. Sie hat sich ihre Therapie selbst ausgesucht: eine verkürzte Chemo, keine Bestrahlung. Die Immuntherapie war aber nichts für sie. Ich habe gelernt: Ich kann niemanden missionieren, jeder muss seinen eigenen Weg finden. Ich kann nur meine Erfahrungen mitteilen. Etwas Positives hatte der Krebs für mich: Ich war vorher immer zurückhaltend und schüchtern und habe meine Meinung nur geäußert, wenn ich danach gefragt wurde. Jetzt vertrete ich sie offen. Ich bin stark geworden, setze Prioritäten anders. Und ich ernähre mich bewusster.

Meine Heilpraktikerin hat mich die ganze Zeit über homöopathisch begleitet – ich bin mir sicher, dass dies den Heilungsprozess in Kombination mit der Immuntherapie maßgeblich unterstützt hat. Ich bin froh und dankbar, diesen Therapieweg gefunden und begangen zu haben – so konnte ich mir die größtmögliche Lebensqualität bewahren.

Tanja, 47 Jahre

Nachdem ich einen dicken Knoten unter meiner linken Achsel gespürt hatte, im Jahr 2011, der sich damals aber als hormonell bedingt und völlig harmlos erwies und wieder verschwand, wurde ich sehr engmaschig kontrolliert. Denn bei der damaligen Mammografie hatte man in der rechten Brust Mikroverkalkungen festgestellt. Im Juli 2019 ging ich dann wieder zur Routineuntersuchung, MRT und Mammografie, und es schien alles in Ordnung. Der Schein trog, wie sich später herausstellen sollte.

Ein Jahr später spürte ich dann plötzlich eine Verhärtung unter der linken Achsel. Da wieder die jährliche Kontrolle anstand, dachte ich, jetzt fahren wir erst einmal in Urlaub, und danach gehst du wieder zum Arzt. Anfangs machte ich mir auch nicht allzu große Sorgen, aber freitags, zwei Tage vor unserem Urlaub, lag ich frühmorgens im Bett und tastete erneut. Diesmal schrillten die Alarmglocken: Es fühlte sich alles sehr hart unter der Achsel an und ließ sich nicht verschieben; aber es schmerzte nicht.

Ich bin sofort damit zur Frauenärztin. Als sie mich schallte, wusste ich gleich, dass es bösartig war. Sie vereinbarte noch am gleichen Abend eine Axilla-MRT (also der Achselhöhlen), denn in den Brüsten gab es keine Auffälligkeiten. Das MRT erhärtete den Verdacht auf etwas Bösartiges, aber auch hier wurde in der Brust kein Primärtumor gefunden. Es folgten ein CT der Lunge, ein MRT des Beckens, da der Tumormarker 12-5 erhöht war (Verdacht auf Eierstockkrebs), MRT der Brust, Mammografie, CT Abdomen, Knochenszintigrafie, alles war ohne Befund. Schlussendlich folgte eine CT-gesteuerte Biopsie des größten Lymphknotens (er maß knapp 4 cm) in der linken Achsel – mit dem Ergebnis: »Lymphknotenmetastasen eines Adenokarzinoms der Mamma«.

Nur genau das, eine bösartige Geschwulst in der Brust, war ja nicht auffindbar – man nennt dies CUP-Syndrom (Cancer Unknown Primary Syndrom). Mein Brustzentrum sah sich all meine alten Aufnahmen der MRTs und Mammografien an und stellte fest, dass im Juli 2019, als ich Entwarnung bekommen hatte, sich leider auf 2 Uhr in meiner linken Brust schon ein 1 cm großer Tumor befand (plus weitere Auffälligkeiten). Alles dringend malignomsuspekt. Dieser Tumor hatte sich wohl im Zeitraum von Juli 2019 bis August 2020 aufgelöst, aber leider auf die Lymphknoten gestreut.

Für mich und meine Familie brach eine Welt zusammen. Das Leben nahm von einem auf den anderen Tag – wieder einmal – eine tragische Wendung. Zur Zeit der Diagnose war ich topfit, machte täglich Sport, wog 53 Kilo bei 1,61 m Körpergröße, hatte mich immer gesund ernährt, keine Zigaretten, kein Alkohol. Ich hatte aber leider viele persönliche Schicksalsschläge erlebt: Unter anderem starb mein

Papa 2016 innerhalb eines halben Jahres an Lungenkrebs und Lungenfibrose.

Dann also, nach 16 Zyklen harter Chemo (EC, Paclitaxel/Carboplatin über sieben Monate), die ich nicht gut vertragen habe, folgte für mich eine beidseitige Brustamputation, erst einmal ohne Wiederaufbau. Nach den Bestrahlungen musste ich noch eine Tabletten-Chemo anschließen, der ich mich derzeit noch unterziehe, da bei der OP trotz vorangegangener Chemotherapie immer noch Krebszellen in einem Lymphknoten gefunden wurden. Ich befinde mich also noch weiter im Kampf gegen den Krebs und hoffe, ich schaffe das. All meinen Mitkämpferinnen wünsche ich von Herzen alles erdenklich Gute! Nicht aufgeben, weiterkämpfen!

Christina, 49 Jahre

Die Routineuntersuchung 2016 vor meinem Urlaub wollte ich noch schnell hinter mich bringen. Ich war damals 44 und habe einfach mit überhaupt nichts gerechnet, und dann hieß es, irgendwas sei komisch. Die Mammografie zeigte lauter kleine Herde – und die Biopsie brachte keine Klarheit, ob es lediglich die Vorstufe DCIS war. Der Arzt konnte nicht ausschließen, dass sich ein Herd bereits weiterentwickelt hatte zu einem invasiven Karzinom. Mir wurde geraten, die Brust abnehmen zu lassen, aber das wollte ich nicht. Bei der brusterhaltenden OP wurde jedoch zum Glück alles erwischt. Die Zeit bis zur »Erlösung« mit der guten Nachricht aus der Pathologie war Horror. Gewissheit zu bekommen, dass doch kein invasiver Tumor entdeckt wurde und ich keine Chemo brauche, hat nach der OP ein paar Wochen gedauert … Ich hatte da gerade ohnehin eine schwere Zeit hinter mir, mit Wirbelsäulen-OP und drei Monaten Bettlägerigkeit, und war gerade erst wieder in den Job gestartet.

In den ersten Jahren danach war der Gedanke an den Krebs sehr präsent, aber so langsam tritt es inzwischen in den Hintergrund. Die Kontrollen sind nun auch nur noch jährlich. Das Thema ist trotzdem da im Leben, es geht auch nicht mehr weg. Dazu kommt: In meinem Freundeskreis kenne ich vier weitere Fälle, alle jünger als ich. Ich achte inzwischen mehr auf meine Gesundheit – früher war ich eher ein

Partygirl. Der Brustkrebs hat auch energietechnisch Spuren hinterlassen. Man weiß schon mehr zu schätzen, wenn man nicht krank ist. Mein Partner und ich haben uns damals getrennt, ich war ihm zu lange krank, und nach Ende der Therapie war ich auch nicht auf Knopfdruck wieder für alles zu haben. Im Job bin ich rigoroser geworden und habe gelernt, mir nicht alles gefallen zu lassen, meine Bedürfnisse zu artikulieren und einzufordern, was ich brauche.

Sylvia, 62 Jahre

Ich bekam die Diagnose Brustkrebs im Oktober 2020, während der Corona-Pandemie. Das Gespräch mit der Ärztin in der Klinik verlief besorgniserregend. Sie erkannte meine Fußthrombose nicht und konnte mir auch keinen Operationstermin für die Brust zusichern. Da stand ich also und wusste von meinem zum Glück sehr empathischen Frauenarzt, dass mein Befund nicht auf eine Operation warten darf, Corona hin oder her. Zum Glück traf ich auf eine sehr fähige Psychoonkologin, mit der ich meine Ängste besprechen konnte und welche zusammen mit meinem Frauenarzt unermüdlich um einen Operationstermin kämpfte.

Nach vielen schlaflosen Nächten und verzweifelten E-Mails wurde ich dann endlich am 16.12.2020 operiert. Nach der hervorragend durchgeführten Operation fühlte ich mich ganz zuversichtlich, auch da mir gesagt wurde, ich müsse keine Chemotherapie machen, 20 Bestrahlungen würden reichen. Mein Inneres sagte mir aber, ich solle diesen Oncotype-Test machen lassen – einen Test, der bei bestimmten Tumorformen Aufschluss darüber geben kann, ob eine zusätzliche Chemotherapie das Risiko verringert, dass der Krebs wiederkommt.

Oh Schreck, was für ein vom Arzt nicht vermutetes Resultat! Genau ich gehörte also zu den Frauen, die von einer Chemotherapie profitieren würden, sagte der Test. Also sollte und wollte ich durch die vier Zyklen Docetaxel und Cyclophosphamid durch.

Am 26.1.2021 stand dann der erste Chemo-Termin an, den ich mit einem anaphylaktischen Schock begann – einer akuten Immunreaktion auf die Zufuhr unbekannter Eiweißstoffe, die lebensbedrohlich werden kann. Die Chemo-Infusion musste deshalb langsamer als üblich in die Vene einfließen. Eine Woche danach musste ich zur Blutentnahme. Meine Blutwerte waren sehr schlecht, Docetaxel hatte eine Neutropenie hervorgerufen: Die Immunabwehr ist dabei stark heruntergefahren. Mit einer Neulasta-Injektion hätte man das mit großer Wahrscheinlichkeit verhindern können, und diese bekam ich dann schlussendlich auch. Ende März war die Chemotherapie abgeschlossen, und praktisch nahtlos ging ich in die Radiotherapie, welche verglichen mit der Chemo ein angenehmer Spaziergang war. Ende Mai 2021 hatte ich dann alle Behandlungen – außer der Antihormontherapie und Bisphosphonat-Infusion – geschafft und ja, die Behandlungen haben auch mich geschafft. Ich hoffe, nie mehr in meinem Leben durch so eine Sch…Situation gehen zu müssen. Das Vertrauen in die Klinik hat in meinem Fall aus verschiedenen Gründen leider Schaden genommen. Auf meinem weiteren Weg werde ich mich nun mit meinem neuen Ich anfreunden – mit dem Haarverlust, der Polyneuropathie, der Fatigue – und das Beste daraus machen.

Ein Wort zum Schluss

Zu Anfang dachte ich, ich werde kaum 150 Seiten füllen mit diesem Buch, und nun sind es doch deutlich mehr – das zeigt, wie umfangreich dieses Thema schlussendlich ist. Und es kommen ja auch immer wieder neue Aspekte, neue Forschungsergebnisse hinzu.

Nun liegen nicht nur das Schreiben, sondern auch die Therapie hinter mir, und es kommt mir zeitweise sehr unwirklich vor. Umso mehr freue ich mich, dass aus dieser schwierigen Zeit ein Ratgeber entstanden ist, der dir hoffentlich dieses Desaster ein wenig zu erleichtern vermag. Mir wäre es am liebsten, dass es eines Tages solch einen Ratgeber nicht mehr braucht, weil diese Krankheit bereits im Keim erstickt werden kann. Das ist Zukunftsmusik, aber ein bisschen träumen darf man ja. Jetzt erst recht!

ANHANG

Weblinks aus den einzelnen Kapiteln

Hier findest du noch einmal alle Weblinks in der Reihenfolge ihrer Erwähnung im Text. Um dir die Liste als PDF herunterzuladen oder die Links direkt anzuklicken, brauchst du nur den QR-Code scannen:

oder auf eine dieser Webseiten gehen:

- https://scorpio-verlag.de/Buecher/421/Mammamachtrger.html
- www.facebook.com/BrustkrebsHandbuch

1 Die Diagnose: Warum ausgerechnet ich?

Prognose-Tool Predict Breast	www.predict.nhs.uk
Wohlfühlpäckchen bestellen	www.brustkrebsdeutschland.de/wfp
Kostenlose Arzt-Sprechstunde	www.brustkrebsdeutschland.de/beratung
Selbsthilfeorganisation BRCA-Netzwerk	www.brca-netzwerk.de
Dt. Konsortium Familiärer Brust- und Eierstockkrebs	www.konsortium-familiaerer-brustkrebs.de
Beratung zu genetisch bedingtem Brustkrebs in Österreich	www.brustgenberatung.at
Beratung zu genetisch bedingtem Brustkrebs in der Schweiz	www.krebsliga.ch
Fruchtbarkeits-Beratung Fertiprotekt	www.fertiprotekt.com
Netzwerk »Männer mit Brustkrebs«	www.brustkrebs-beim-mann.de

2 Die Therapie: Viele Optionen, maßgeschneidert

Brustzentren in Deutschland	www.senologie.org/brustzentren
in der Schweiz	www.krebsliga.ch
in Österreich	www.krebshilfe.net
Onkologische Spitzenzentren	www.ccc-netzwerk.de
Behandlungsleitlinien	www.leitlinienprogramm-onkologie.de, www.awmf.org oder www.ago-online.de
Nationales Centrum für Tumorerkrankungen in Heidelberg	www.nct-heidelberg.de
Deutsches Register Klinischer Studien	www.drks.de
Infoplattform Brustkrebsstudien	www.brustkrebs-studien.de
Studien der German Breast Group	www.gbg.de
Weltweite Studiendatenbank	www.clinicaltrials.gov
Portal Iuvando	www.iuvando.de
Dt. Konsortium für Translationale Krebsforschung	https://dktk.dkfz.de
Studien in Österreich	www.krebshilfe.net
Studien in der Schweiz	www.krebsliga.ch/forschung
Experten für Brustrekonstruktion	www.mammarekonstruktion.de
Brustwarzen-Tattoos	www.medbwk.de
Entlastende Brustkissen	www.lanora.eu oder www.etsy.de
Gestrickte Brustprothesen	https://strickbrust.wixsite.com/meinewebsite
AMSOB, Verein für Brustamputierte	https://amsob.de
Infoportal der Frauenselbsthilfe	www.frauenselbsthilfe.de
Tumorimpfung	www.immune-therapy.net, www.labor-gansauge.de und www.iozk.de

3 Komplementärmedizin: Dein aktiver Beitrag zur Therapie

Kompetenznetz Komplementärmedizin	www.kompetenznetz-kokon.de
Verein für Biologische Krebsabwehr	www.biokrebs.de
Yoga- und Entspannungskurse	www.selpers.com, www.daskwort.de, www.mammayoga.de
Ernährung bei Krebs	www.was-essen-bei-krebs.de
Enzymtherapie	www.enzymforschungsgesellschaft.de

4 Nebenwirkungen: Alles kann, nichts muss

Bundesverband Lymphselbsthilfe	www.lymphselbsthilfe.de
Broschüre zum Lymphödem	www.frauenselbsthilfe.de
Wäsche und Bademoden	www.magic-dessous.de, www.anita.com oder www.amoena.de
Mützen und Tücher	www.tollestuch.de, www.kopfundkragen-design.de, www.oncovia.com, www.onkomütze.de
Perücken und Haarkränze	www.peruecke.de, www.ellen-wille.de, www.characthair.de, www.laperuca.de
Echthaarbänder	www.weilduschoenbist.de, www.gutbehuetet.info oder www.zweithaar.info
Schminkkurs der DKMS	www.dkms-life.de

5 Psyche und andere Kopfsachen

Deutsche Fachgesellschaft Psychoonkologie	www.psycho-onkologie.net
Psychoonkologen in Österreich	www.krebshilfe.net
in der Schweiz	www.krebsliga.ch
Suche nach Psychotherapieplätzen	www.psychotherapeutensuche.de
Suche nach Paartherapeuten	www.therapie.de/psychotherapie/-verfahren-/systemische-therapie/ oder psychoscout.de/therapeuten
Paar- und Familienberatungsstellen in deiner Nähe	www.profamilia.de
Informationszentrum für Sexualität und Gesundheit	www.isg-info.de
Selbsthilfegruppe finden	www.frauenselbsthilfe.de, www.mamazone.de/regionalgruppen, www.infonetz-krebs.de
In der Schweiz	www.selbsthilfeschweiz.ch
In Österreich	www.krebshilfe.net
Initiative »Pink Kids«	www.pink-kids.de
Umgang mit Kindern	www.influcancer.com/magazin/so-sagst-du-es-deinen-Kindern; www.hkke.org, https://kinder-krebskranker-eltern.de; www.selpers.com/kurs/mutter-sein-mit-krebs
Info zur App »Der Zauberbaum«	https://mammamia-online.de/leben-mit-krebs/der-zauberbaum/

6 Geld, Soziales, Rechte: Wege durch den Bürokratie-Dschungel

Finanzielle Soforthilfe	www.krebsgesellschaft.de/ landeskrebsgesellschaften.html
Infos zu Sozialleistungen	www.ihre-sozialleistungen.de, www.infonetz-krebs.de und www.krebsinformationsdienst.de
Krebshilfe Österreich	www.krebshilfe.net
Krebsliga Schweiz	www.krebsliga.ch
Infos zur Schwerbehinderung	www.einfach-teilhaben.de, www.integrationsaemter.de
Bundesarbeitsgemeinschaft für Rehabilitation	www.bar-frankfurt.de
Alternativen zur AHB	www.mammalife.de, www.rvfs.de
Sozialverband VdK	www.vdk.de
Infos zu Sozialleistungen	www.ihre-sozialleistungen.de
Onlinekurse Wiedereinstieg und Existenzsicherung	www.deutsche-krebsstiftung.de

7 Leben 2.0: Und weiter geht's

Biomarker Apo10 und TKTL1	www.pantumdetect.com oder www.biovis.de
Kongress-Ergebnisse	www.patientstoday.de

Weitere Anlaufstellen, Links und Apps

Wichtige Institutionen

Arbeitsgemeinschaft Gynäkologische Onkologie	www.ago-online.de
Deutsche Gesellschaft für Senologie	www.senologie.org
Deutsche Krebsgesellschaft	www.krebsgesellschaft.de
Deutsche Krebshilfe	www.krebshilfe.de
Deutsches Krebsforschungszentrum	www.dkfz.de
Frauenselbsthilfe Krebs	www.frauenselbsthilfe.de
Kompetenznetz Komplementärmedizin in der Onkologie	www.kompetenznetz-kokon.de
Krebsinformationsdienst	www.krebsinformationsdienst.de
Nationales Tumorzentrum	www.nct-heidelberg.de
Netzwerk Onkologische Spitzenzentren	www.ccc-netzwerk.de
Stiftung Deutsche Krebsgesellschaft	www.deutsche-krebsstiftung.de
Verein für Biologische Krebsabwehr	www.biokrebs.de

Infoportale und Netzwerke

Allianz gegen Brustkrebs e.V.	www.allianz-gegen-brustkrebs.de
Arbeitskreis Frauengesundheit e.V.	www.arbeitskreis-frauengesundheit.de
ASCO US-Krebskongress	www.ascopost.com/topics
SABCS – San Antonio Breast Cancer Symposium	www.sabcs.org
Brustkrebsdeutschland e.V.	www.brustkrebsdeutschland.de
Digitale Selbsthilfegruppe Yeswecan!cer	www.yeswecan-cer.org
ESMO Europäischer Krebskongress	www.esmo.org/guidelines
Infoportal der Dt. Gesellschaft für Hämatologie und Medizinische Onkologie	www.onkopedia.com
Infoportal des Mammazentrums Hamburg	www.senolog.de
Infoportal Selpers	www.selpers.com
Informationsnetz INKA	www.inkanet.de
Netzwerk-Club Think Pink	www.think-pink.club
NetzwerkStatt Krebs	www.netzwerkstattkrebs.de
Patienteninitiative Mamazone	www.mamazone.de
Infoportal Pink Ribbon Deutschland	www.pinkribbon-deutschland.de
Infoportal Pink! Aktiv gegen Brustkrebs (ärztlich geführt, inkl. Therapieassistent)	www.pink-brustkrebs.de
Stiftung Biobank PATH	www.path-biobank.org
Suchportal für ausgewertete Studien	https://scholar.google.de
Verein Flüsterpost	www.kinder-krebskranker-eltern.de
Verein Kurvenkratzer	www.influcancer.com
Verein LebensHeldin!	www.lebensheldin.de
Video-Infoplattform »Brustkrebs verstehen«	www.brustkrebs-verstehen.org

Angebote in Österreich

Österreichische Krebshilfe, Psychoonkologen, Studiensuche, Selbsthilfegruppen	www.krebshilfe.net
Brustkrebs-Früherkennungsprogamm	https://frueh-erkennen.at
Österreichische Gesellschaft für Hämatologie und Medizinische Onkologie	www.oegho.at
Österreichische Gesellschaft für Senologie	https://senologie.at
Pink Ribbon Kampagne	https://pinkribbon.at
Beratung zu genetisch bedingtem Brustkrebs in Österreich	www.brustgenberatung.at
Fruchtbarkeits-Beratung Fertiprotekt	www.fertiprotekt.com

Angebote in der Schweiz

Beratung zu genetisch bedingtem Brustkrebs	www.krebsliga.ch
Fruchtbarkeits-Beratung Fertiprotekt	www.fertiprotekt.com
Koordinierungsstelle für Krebsfrüherkennung	www.swisscancerscreening.ch
Krebsliga Schweiz, Psychoonkologen, Studiensuche	www.krebsliga.ch
Patientenorganisation Europa Donna Schweiz	www.europadonna.ch
Pink Ribbon Schweiz	www.pink-ribbon.ch
Schweizerische Gesellschaft für Senologie	www.senologie.ch
Selbsthilfegruppen	www.selbsthilfeschweiz.ch
Verein Brustforum	www.brustforum.ch

Podcasts

»2 Frauen, 2 Brüste«	https://2frauen2brueste.podigee.io
»Auf ein K Wort«	www.daskwort.de/starke-stimmen/podcasts
»Brustkrebs an die Leine«	www.diananeumann.de/podcast.html
»Krebs.LEBEN!«	https://krebs-leben.de/podcastfolgen-mammakarzinom
»Mamma Mia – der Podcast«	www.mammamia-online.de
»Wir erklären Brustkrebs«	www.pink-brustkrebs.de/pink-podcast

YouTube

Brustkrebs Deutschland e.V.	www.youtube.com/user/brustkrebsdeutschlan (ohne d am Ende!)
Deutsche Krebshilfe	www.youtube.com/user/DeutscheKrebshilfe
Mamma Mia!-Magazin	www.youtube.com/user/MammaMiaMagazin

Selbsthilfegruppen auf Facebook

Jeweils auffindbar unter folgenden Suchbegriffen: »Brustkrebs«, »Rosa Schleife Brustkrebs«, »Diagnose: hormonabhängiger Brustkrebs«, »Triple-negativer Brustkrebs«, »HER2-positiver Brustkrebs«, »Brustkrebs Angehörige«, »Rosa Schleife – Brustkrebs hat ein junges Gesicht«, »Brustkrebs Österreich«, »Brustkrebs Schweiz – Hilfe mit Herz«.

Newsletter

Es lohnt sich, sich in verschiedene Newsletter einzutragen, zum Beispiel bei Brustkrebs Deutschland – so erfährst du unter anderem Aktuelles zu neuen Studien und erhältst Links zu den Ergebnissen der nationalen und internationalen Brustkrebs-Kongresse.

Zeitschriften und Online-Magazine

- Mamma Mia! – ein informatives Brustkrebsmagazin, das bereits seit 15 Jahren im Abo zu beziehen ist; auch das Onlineportal bietet viele wichtige Informationen und Ratgeber zum Download. Mamma Mia! – das Brustkrebsmagazin www.mammamia-online.de.
- Leben? Leben! – das kostenlose Magazin erscheint viermal jährlich, Ärzte können es in ihren Praxen auslegen – wenn dein Arzt es nicht kennt, sprich ihn darauf an. Oder du schaust online unter www.gfmk.de/zeitschrift-brustkrebs.
- Das Magazin »perspektive« der Frauenselbsthilfe erscheint ebenfalls viermal im Jahr, mit Hintergrundinfos zum Thema Krebs und Tipps für Betroffene. Du kannst es dir bestellen unter www.frauenselbsthilfe.de/medien/magazin-perspektive.html oder dort auch online lesen.
- Der Verein Mamazone veröffentlicht halbjährlich sein Magazin »Mamazone MAG«: mamazone.de/publikationen.

Apps

- Breastcare Brustbewusstsein – diese Info-App unterstützt in sieben verschiedenen Sprachen.
- Curia – hilft dir, Therapieoptionen zu finden, dich für Studien zu bewerben und Experten in deiner Nähe zu finden.
- DearMamma – unterstützt dich bei der Selbstuntersuchung der Brüste.
- Meine Busenfreundin – führt dich durch den Therapie- und Fachbegriffe-Dschungel und durch die Nachsorge.
- Mika – die Krebs-App begleitet dich durch die Therapie und versorgt dich mit Fachwissen.
- Mika: Krebs Therapie Assistent – diese Unterstützungs-App gibt's auf Rezept; mehr Infos unter www.mitmika.de.
- Onko-NachsorgeAktiv – bietet neben Termin- und Befundverwaltung ein Bewegungsprogramm für zu Hause.
- Yes!App – die Initiative yeswecan!cer setzt sich ein für einen tabufreien Umgang mit Krebs und will mit der App Betroffene vernetzen und Hilfe zur Selbsthilfe leisten.

Dank

Mein Dank geht an alle, die mich in der Zeit von Diagnose und Therapie unterstützt haben: allen voran mein geliebter Partner mit der Engelsgeduld sowie meine Familie, meine Freunde und meine Arbeitskollegen. Ebenfalls möchte ich den Verfassern der Gastbeiträge dafür danken, dass sie sich die Zeit genommen haben, ihre Expertise beizusteuern; sowie den Betroffenen, die mir ihre Brustkrebs-Geschichte anvertraut haben. Mein Dank gilt auch jenen Ärzten, die mich auf diesem Weg zugewandt und auf Augenhöhe begleitet haben.

Danke auch an alle, die ihre Erfahrungen in Online-Selbsthilfegruppen teilen und so – wenn auch unbewusst – zu diesem Buch beigetragen haben.

Quellenangaben

i Passarelli, M. et al.: »Cigarette Smoking Before and After Breast Cancer Diagnosis: Mortality From Breast Cancer and Smoking-Related Diseases«, *Journal of Clinical Oncology* (4/2016), 34(12), pp. 1315–1322

ii Yang, H. et al.: »Retrospective analysis of concurrent docetaxel and epirubicin neoadjuvant versus adjuvant chemotherapy: Which leads to better outcomes for different subtype breast cancer patients?«, *Medicine* (10/2018), 97(40):e12690

iii Edlund, K. et al.: »Gene Expression-Based Prediction of Neoadjuvant Chemotherapy Response in Early Breast Cancer: Results of the Prospective Multicenter EXPRESSION Trial«, *Clin Cancer Res.* (2/2021)

iv Untch, M. et al.: »NAB-Paclitaxel Improves Disease-Free Survival in Early Breast Cancer: GBG 69-GeparSepto«, *Journal of Clinical Oncology* (2019); 37(25), pp. 2226–2234

v Obradović, Milan M. S. et al.: »Glucocorticoids promote breast cancer metastasis«, *Nature* (2019); doi: 10.1038/s41586-019-1019-4

vi EBCTCG: »Adjuvant bisphosphonate treament in early breast cancer«, *The Lancet* (2015); 386, pp. 1353–1361

vii Friedl, T. et al.: »Prognosis of Patients With Early Breast Cancer Receiving 5 Years vs 2 Years of Adjuvant Bisphosphonate Treatment«, *JAMA Oncol.* (2021), 7(8), pp. 1149–1157

viii Bardou, V. J.: »Progesterone receptor status significantly improves outcome prediction over estrogen receptor status alone for adjuvant endocrine therapy in two large breast cancer databases«, *Journal of Clinical Oncology* 21 (2003), pp. 1973–1979

ix Knutsen, S. et al.: »Dairy, soy, and risk of breast cancer: those confounded milks«, *Int. Journal of Epidemiology* (2020);
Loma, L.: »New study associates intake of dairy milk with greater risk of breast cancer: Evidence suggests consistently drinking as little as one cup per day may increase rate of breast cancer up to 50 %«, *ScienceDaily* (2/2020)

x Kallifatidis, G. et al.: »Sulforaphane Increases Drug-mediated Cytotoxicity Toward Cancer Stem-like Cells of Pancreas and Prostate«, *Molecular Therapy*, 19/1, (1/2011), pp. 188–195

xi Ceci, C. et al.: »Experimental Evidence of the Antitumor, Antimetastatic and Antiangiogenic Activity of Ellagic Acid«, *Nutrients* (11/2018), 10(11)

xii Jiang, Y. et al.: »A sucrose-enriched diet promotes tumorigenesis in mammary gland in part through the 12-lipoxygenase pathway«, *Cancer Research* (2016)

xiii Ewertz, M. et al.: »Effect of Obesity on Prognosis After Early-Stage Breast Cancer«. *Journal of Clinical Oncology* (2011) 29(1), pp. 25–31

xiv Quellen u. a.: Dai et al., Mandal et al. 2015, Sreeja et al. 2012, Banerjee et al. 2011

xv Coleman, R. E. et al.: »Vitamin D, but not bone turnover markers, predict relapse in women with early breast cancer: an AZURE translational study«; *SABCS* (12/2012), pp. 4–6

xvi Zum Beispiel: Bösel, R., Bösel S.: *Leih mir dein Ohr und ich schenk dir mein Herz: Wege zu einer glücklichen Liebesbeziehung*, Goldmann (2012); Kuntze, H.: *Lieben heißt wollen: Wie Beziehung gelingen kann, wenn wir Freiheit ganz neu denken*, Kösel (2018); Siepmann, A.: *Achtsamkeit in der Liebe: Für eine erfüllte Partnerschaft*. Scorpio (2017); Voelchert, M.: *Zum Frieden braucht es zwei, zum Krieg reicht einer: Wie Paare Konflikte in Liebe lösen*, Kösel (2016)